健康・医療に関わる賢い選択のために
知っておきたいコツ教えます

健康・医療情報の見極め方・向き合い方

大野智
OHNO Satoshi

大修館書店

はじめに　そもそも「情報」とは何か？

情報（information）とは、意思決定において不確実性を減ずるものと定義されています。国語辞典などでは、「ある特定の目的について、適切な判断を下したり、行動の意思決定をするために役立つ資料や知識」（『大辞林第三版』）と説明されています。ただ、文章で説明されてもいまいちイメージがわかないかもしれません。

そこで突然ですが、クイズ形式で考えてみましょう。上の**図1**を見てください。「Aの横線」と「Bの横線」のどちらが長いでしょうか？　考えられる選択肢は次の3つです。

①「Aの横線」の方が「Bの横線」よりも長い
②「Aの横線」と「Bの横線」の長さは同じ
③「Aの横線」の方が「Bの横線」よりも短い

図1　どちらが長い？

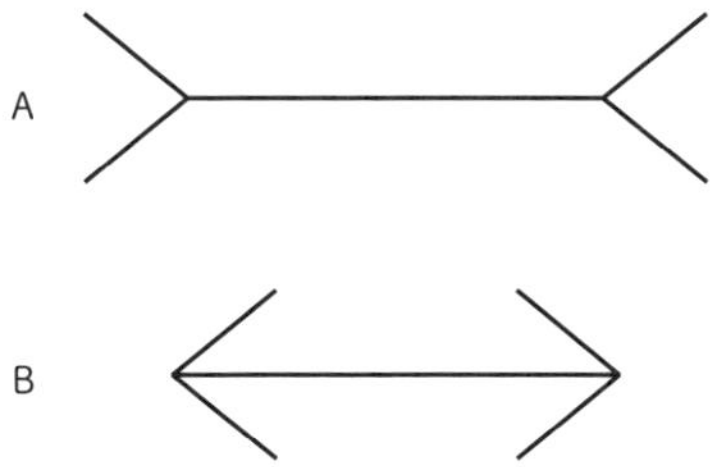

図2 どちらが長い？

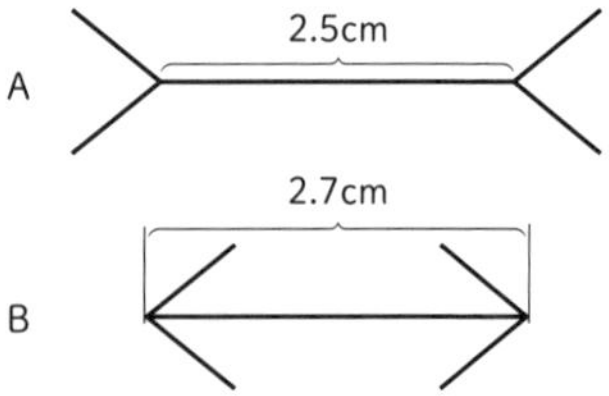

図3 どちらの福引器を選びますか？

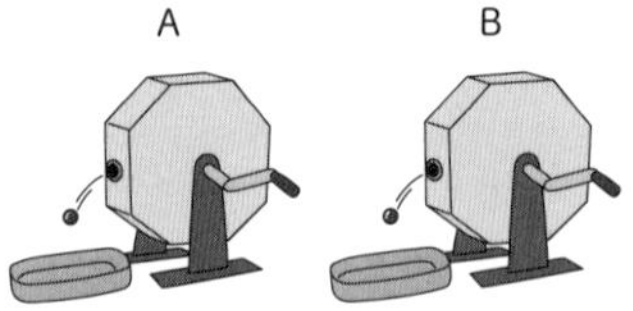

有名な錯視の問題ですから、同じものを見たことがある人もいると思います。そして、おそらく多くの人が「②」と考えたことでしょう。では、上の**図2**にあるような情報が追加されたらどうでしょうか？

こちらの図には横線の「長さ」が表記されています。答えは、数値を見れば明らかなように「③Aの横線の方がBの横線よりも短い」になります。意地悪な引っ掛け問題ですみません。

もう少し、身近な例で考えてみます。皆さん、福引はしたことがありますか？　福引器（抽選機）をガラガラ回して、出てきた玉の色によって色々な商品がもらえるアレです。ここで再び、皆さんに質問です。

上の**図3**を見て、「A」と「B」の福引器、どちらを回したいですか？（※もらえる景品は、どちらも同じだと考えてください）

これだとどちらを選んだらよいのか、なかなか判断できないかもしれません。

図4 どちらの福引器を選びますか？

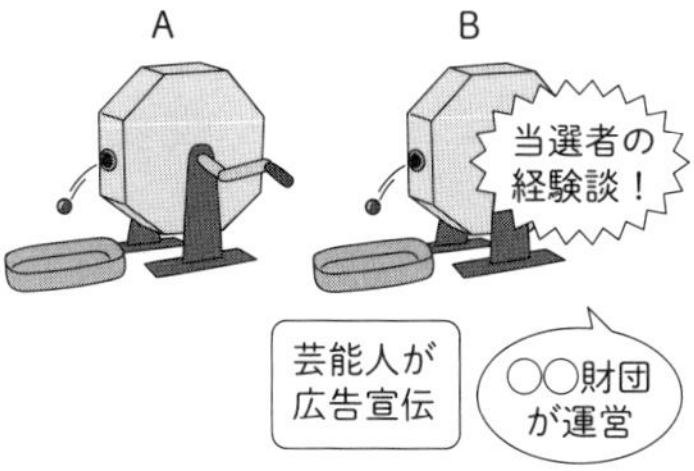

図5 どちらの福引器を選びますか？

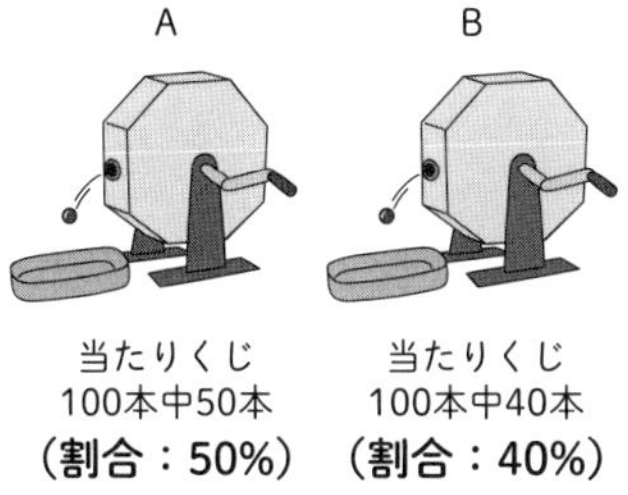

では**図4**のように、「B」の福引器の方には、当選者の体験談や有名人の宣伝をはじめ、色々とクチコミの情報があったらどうでしょうか？　もしかすると、「B」の福引器に心動かされた人がいるかもしれません。ですが、ここでちょっと冷静に考えてみてください。そもそも、「A」と「B」の福引器に、当たりくじは、どれくらい入っているのでしょうか？　調べてみると、Aの福引器には１００本中50本の当たりくじが入っていて、Bの福引器には１００本中40本の当たりくじが入っている、という情報が新たに入手できました（**図5**）。当たりくじの割合の情報が得られれば、どちらの福引器を選ぶか判断しやすくなったのではないでしょうか。

ですが、福引を引くためにはさらに次頁の**図6**のような条件があったとしたら、あなたはどちらを選びますか？　こうなると、なかなか選べないという人が出てくるかもしれません。

図6 どちらの福引器を選びますか？

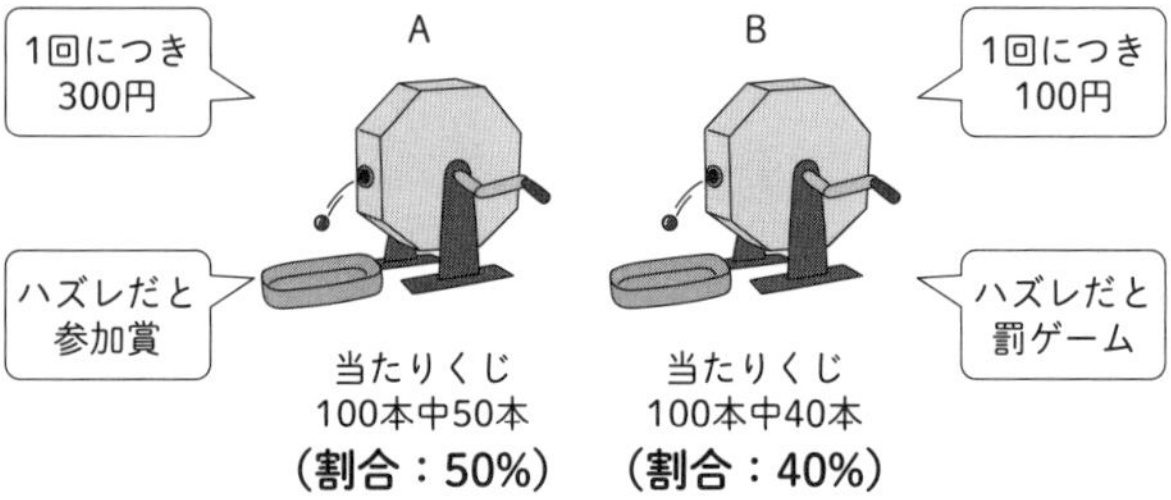

この福引の例を、医療に当てはめるとどうでしょう。ある病気に対して、治療法「A」と「B」があったとします。どちらの治療法を選択したらよいのでしょう。

「A」と「B」どちらの治療法も、その治療を受けて治った人（＝くじに当たった人）はいます。これは、医学・医療の分野では「症例報告」と呼ばれています。一般的には、「経験談・体験談」と言った方がわかりやすいかもしれません。

ですが、これから治療を受ける人にとって重要なのは、「A」と「B」のどちらの治療法が、「治る人の割合（＝当たりくじの出る割合）」が高いのかという情報でしょう。その情報を得るためには、治療法「A」と「B」による効果の違いを検証する比較対照試験が重要になります。

図で示すと**図7**のようになります。治療効果を福引の「当たり・はずれ」で例えるのは不謹慎かもし

図7 ランダム化比較試験とは

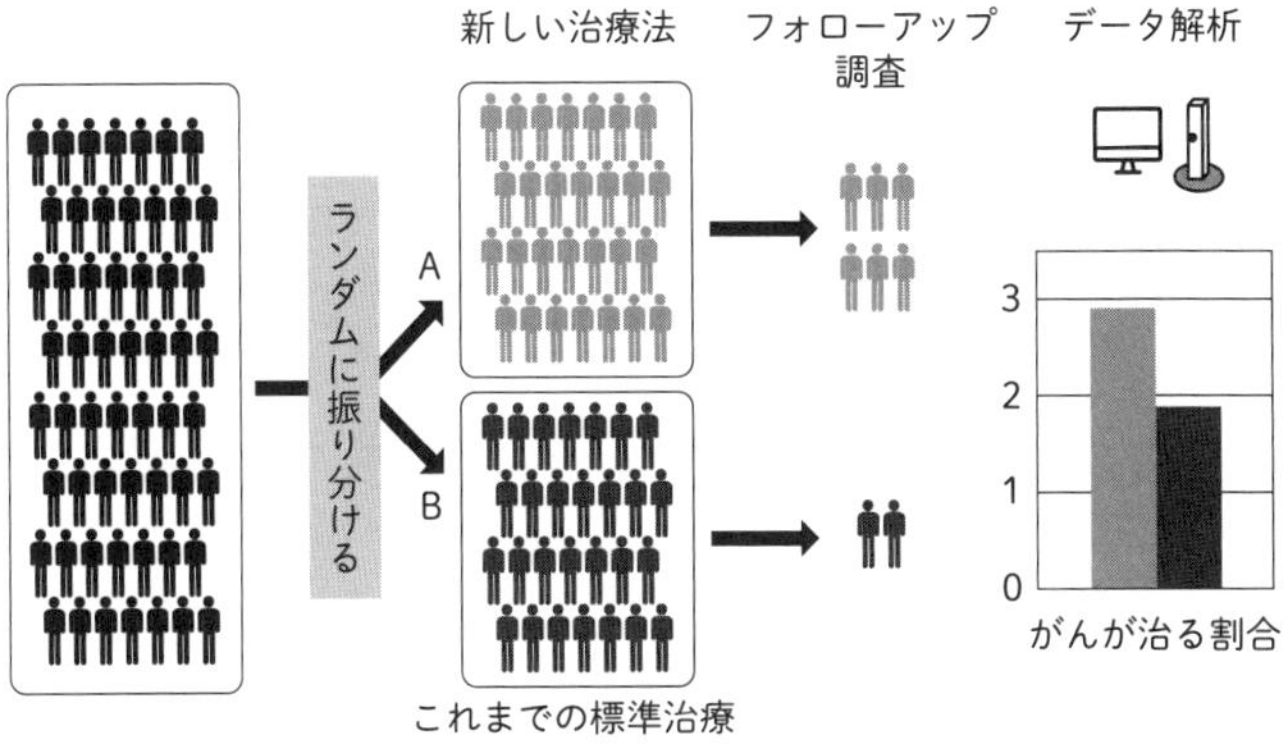

れませんが、残念ながら全員治る（＝全員当たり）という治療法はありません。逆に、全員治らない（＝全員はずれ）という治療法もありません。ただ、ときに詐欺的な治療法（＝当たりが入っているかどうかわからない福引）も世の中に存在するので注意が必要です。

　治療効果が数字の情報で確認できたら、次にその治療を受けるかどうか決断・行動の意思決定（＝どちらの福引を選ぶかの決断）をおこなわなければなりません。意思決定の場面では、治療効果に関する情報だけでなく、費用はどれくらいか、治療を受けるのに入院が必要なのか、など、他にも色々と検討しなければならないことが出てきます。

　医療現場における意思決定プロセスのモ

図8 科学的根拠に基づいた医療（Evidence-based medicine：EBM）（文献1）

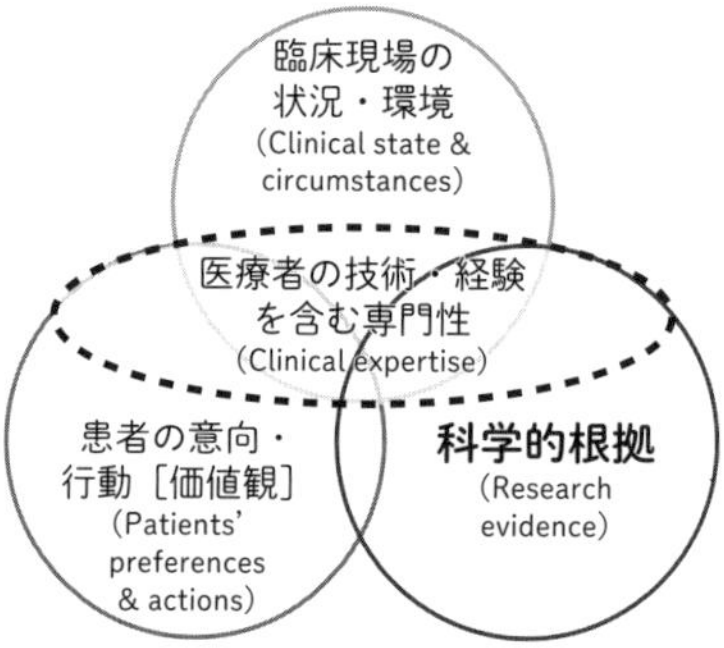

デルとして「科学的根拠に基づいた医療」があります。文章で説明すると、「『科学的根拠（Research evidence）』『臨床現場の状況・環境（Clinical state and circumstances）』『医療者の専門性（Clinical expertise）』『患者の意向・行動（Patients preferences and actions）』の4要素を考慮し、よりよい患者ケアに向けた意思決定をおこなうための行動指針[1]」と定義されています（**図8**）。

本書では、「病気にかかって治療を受けるべきかどうか」というちょっと深刻な場面や、「最近、テレビで話題の健康食品やダイエット法が気になる」といった身近な場面において、正確な情報の見極め方や入手方法、情報を入手した後の意思決定のコツやポイントについてわかりやすく紹介していきます。

なお、このようなノウハウやスキルのことを専門用語で「ヘルスリテラシー」と言います。ヘルスリテラシーとは、「健康情報を入手し、理解し、評価し、活用するための知識、意欲、能力であり、それによって、日常生活におけるヘルスケア、疾病予防、ヘルスプロモーションについて判断したり意思決定をしたりして、生涯を通じて生活の質を維持・向上させることができるもの[2]」と定義されています。

本書の最終的な目的は、読者の皆さんがヘルスリテラシーを身につけることで、生活の質が維持・向上できることです。そんなことを念頭に置きながら、本書を読み進めてもらえたら幸いです。

［参考文献］

（1）Haynes RB, et al. Physicians' and patients' choices in evidence based practice. BMJ. 324: 1350, 2002.
（2）Sørensen, K. et al. Health literacy and public health: A systematic review and integration of definitions and models. BMC Public Health. 12: 80, 2012.

目次

第4章

正確な情報を入手するためのコツやポイント

第1章

身の回りにあふれる健康・医療情報でも、信頼性は玉石混交!?

「最近、お腹周りが気になる」
「料理をしていて、うっかりやけどしてしまった」
「健康診断の血液検査で異常値を指摘された」
「身内ががんと診断された」

こんなとき、皆さんは「何か解決策はないだろうか」と情報を収集するのではないでしょうか。しかし、その情報の正確さや信頼性について、じっくりと考えたことがある人は少ないかもしれません。

ここでは、私たちの身の回りにあふれている健康や医療に関するさまざまな情報に問題点がないか、ちょっと立ち止まって考えてみたいと思います。

1 健康・医療情報、何を信頼したらいいの？

インターネット上の健康・医療情報をめぐる信頼性が揺らいでいます。2016年末、DeNA（ディー・エヌ・エー）が運営していた医療系サイト「WELQ（ウェルク）」の記事に多くの誤りが見つかり、閉鎖に追い込まれました。また、蜂蜜入りの離乳食を与えられた乳児がボツリヌス症によって死亡した事例では、インターネット上の料理情報サイトに蜂蜜入りの離乳食レシピが投稿されていたことがわかり、批判の声が出ました。最近では、新型コロナウイルス感染症に関連して「ニンニクを食べると感染予防になる」「ゴマ油を塗ると予防できる」など根拠のない大量の情報が拡散している現状を、世界保健機関（WHO）が「インフォデミック（Infodemic：情報の伝染という意味のinformation epidemicを短縮した言葉）」とする事態も起きました。病気に限らず、さまざまな情報を調べるときに、まずインターネットを利用するという人は多いと思います。では、「正確な」健康・医療情報を入手するにはどうしたらいいのでしょうか。

ポイント

- 病気について調べるとき、最も利用されるのはインターネットの検索サイト
- インターネットや書籍・雑誌の健康・医療情報には不正確なものが多い
- 自身の健康や病気に関わるため、情報の正確さを見極めることが重要

❶便利なインターネット　しかし、便利すぎるがゆえの問題も

私たちの生活において、インターネットは今や欠かせない存在となっています。健

図1－1　情報収集をおこなう際の手段（健康や医療について調べたいことがある場合）（文献1）

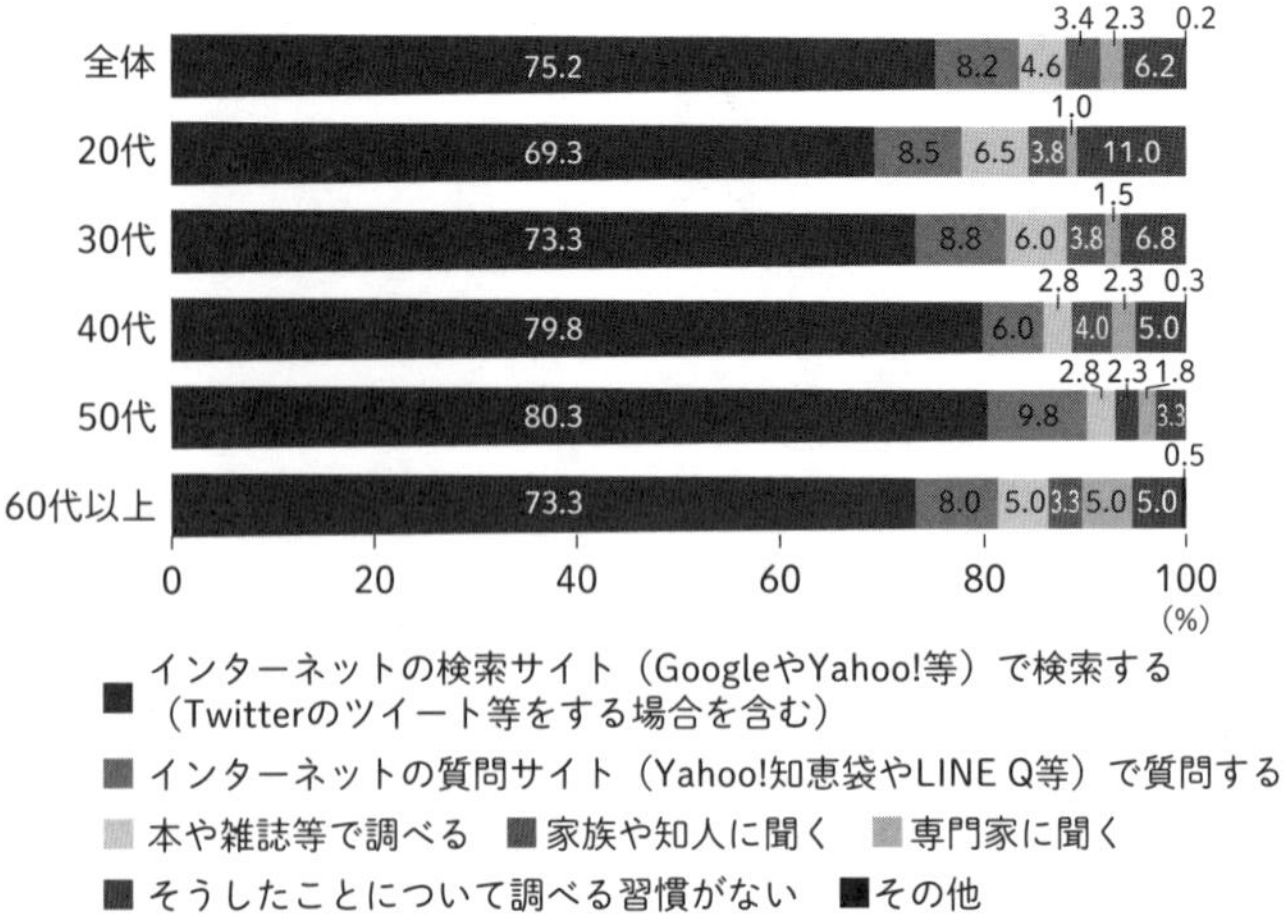

康・医療の分野でもそのことを示すデータがあります。2015年に総務省が実施した調査[1]によると、健康や医療について調べたいことがある場合、GoogleやYahoo!などのインターネット検索サイトを利用すると回答した人が約75%に上ることが明らかになっています（**図1-1**）。

確かに、次のような事態に遭遇したとき、対処法を皆さんは何で調べますか？

・子どもが急に吐いてぐったりしている
・ぎっくり腰になってしまった
・最近、肌荒れがひどい

・ホクロが大きくなってきたような気がする

日常生活における急なトラブルや何となく気になる体調の変化について、パソコンやスマートフォンなどを使って対処法や治療法を調べたことがある人は多いのではないでしょうか。一方で、最近、インターネット上の健康・医療情報をそのまま信頼することができないような事態が起きています。

特に、２０１６年末にDeNAが運営していた医療系サイト「WELQ」に不適切な記事が次々と見つかり閉鎖に追い込まれたことは大きな話題となりました。掲載記事１１９本のうち10本について法令に違反している可能性があるなど、さまざまな問題点があったことが、その後の第三者委員会で明らかになりました。例えば、サプリメント成分に「不妊を改善する効果がある」とした記事や、咳止め薬について「副作用が多いような成分ではない」とした記事は、薬の効能表示に関する医薬品医療機器等法違反の可能性があります。また、水素水に「筋肉疲労を防ぐ効果がある」とした記事は、健康増進法違反に当たる可能性があります。さらに、肩こりの原因を「霊が原因のことも?」と書いた記事は、検索サイトで上位に表示されることを意識して作成されたものでした。肩こりの原因が霊だと信じる人は多くはないでしょうが、倫理上の問題があるとも指摘されました。その他、無断転載など著作権侵害の可能性のある記事も多数ありました。こうなると、何を信じたらいいかわからなくなりますね。

❷健康・医療情報は、正確さが何より重要

では、インターネットではなく、書籍や雑誌だったら信頼できるのでしょうか?

医師が読むような医学書や学術雑誌であれば、医学的な正確性については担保されています。とはいえ、医学知識のない一般の人が手に取ることはまずないと思いますし、内容も専門的すぎて一般の人が理解するのは簡単ではないでしょう。

おそらく、健康を気にする人の多くが手に取るのは、一般書や健康雑誌ではないでしょうか。書店で平積みされている書籍のタイトルや、中高年に広く読まれている雑誌のタイトルや見出しには、「薬に頼らず○○を治す」「末期がんからの奇跡の生還」「膝の痛みが○○で消えた」といったセンセーショナルな文言がありませんか? また、「飲んではいけない薬」「抗がん剤は効かない」といった、現代医療では標準的な治療に位置付けられているものを否定するような内容も散見されます。

つまり、インターネットも書籍や雑誌も、状況は同じと言えます。もちろん、インターネットや一般書・健康雑誌に書かれている内容がすべてデタラメというわけではありません。問題なのは、明らかに不正確な情報や誇張された表現などが数多く紛れ込んでいる点です。健康や医療に関わる情報に不正確な内容があると、次のようなことが起

きてしまう可能性があります。

・実践した対処法や健康法による副作用に遭うこと（健康被害）
・不当に高額な商品を購入し経済的トラブルに遭うこと（経済被害）
・病院を受診せず、適切な治療を受ける機会を失ってしまうこと（機会損失）

蜂蜜による乳児ボツリヌス症のように、場合によっては命に関わることもありますから、健康・医療情報は正確である必要があるわけです。

現実に目を向けるとどうでしょう。前述した「WELQ」のような事態を受けて、インターネット上の不正確な情報はなくなったでしょうか。書店で見かける書籍や雑誌の表現は変わったでしょうか。

2 広告に潜む問題は？

広告は、宣伝する商品について消費者に関心をもってもらい、購入してもらうためにおこなわれています。その一方で、「健康食品」などの広告では、法律に違反している事例が後を絶ちません。さらに、広告の内容とは裏腹に、健康被害が発生したケースもあります。

では、健康・医療に関する広告には、どのような問題点があるのでしょうか。

ポイント

・健康・医療に関する広告には、法律によって規制がかけられている
・しかし、その規制の裏をかくような広告、ときに不適正な表現の広告が後を絶たない
・法律上、「健康食品」は病気の予防・治療を目的に用いることはできないことを知ることが重要

インターネットによる情報収集は便利な一方で、検索結果には広告も多く含まれています。また、広告は新聞にも載っていますし、テレビ番組の前後や途中にはCM（コマーシャル・メッセージ）が放送されています。番組そのものが通信販売の内容になっているものもあります。社会全体でみれば、経済活動の一環として広告がおこなわれることは特に問題ではありません。筆者自身も、広告そのものを否定しているわけではあ

りません。広告の中には、企業のブランドイメージを高めるために素晴らしい映像で制作されたものや、社会への問題提起を呼び起こすようなもの、一度聞いたら忘れられないキャッチコピーを使ったものなどさまざまあり、ときに世の中に大きな動きを呼び起こすことがあります。

もちろん、広告の受け手である個人の行動心理に与える影響もはかり知れません。最近では、心理学的に検証されたエビデンスを経済学のモデルに取り入れていく行動経済学という学問分野も研究が進められてきています。

しかし、健康や医療に関しては、もし広告の内容に間違いや誤解を招くような表現があった場合、情報の受け手である消費者が、健康被害を受けたり、ときに命に関わるような事態に陥ったりすることになりかねません。

❶健康・医療に関する広告にはさまざまな規制がある

健康や医療に関する広告には、消費者保護の観点からさまざまな規制があります。代表的なものを**図1-2**（次頁）に示します。さらに2018年には、医療機関のホームページ（ウェブサイト）も広告と同様に規制するため、医療法が改正されました。

ところが、「健康食品」の広告に関しては、法律やガイドラインがあることを知ってか知らずか、違反している表現が目立ちます。例えば、2019年3月24日に東京都が

図1－2 健康・医療の広告に関する法律・ガイドライン

景品表示法

事業者は商品等の内容や取引条件について一般消費者に対し、実際のもの、又は競争事業者にかかるものよりも著しく優良、又は有利であると誤認させる表示をしてはならない。

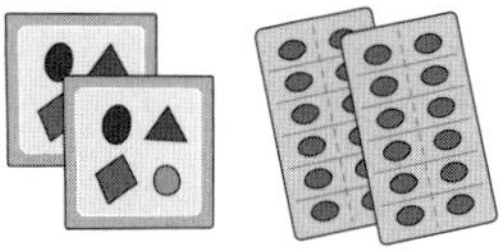

健康増進法

何人も食品として販売に供するものについてその健康の保持増進の効果等に関し、
①著しく事実に相違する
②著しく人を誤認させる
ような広告その他の表示をしてはならない。

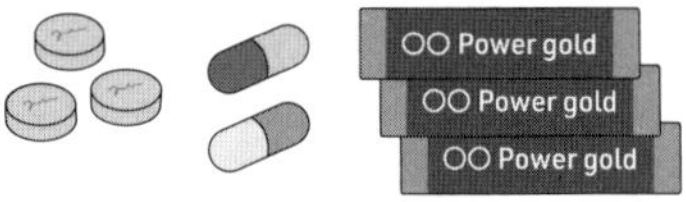

医薬品医療機器等法 旧薬事法

何人も、医薬品であって、まだ厚生労働大臣の承認を受けていないものについて、その名称、製造方法、効能、効果または性能に関する広告をしてはならない。

医療法 （医療広告ガイドライン）

次の広告は禁止（第1条の9）
(i) 比較広告　(ii) 誇大広告
(iii) 広告を行う者が客観的事実であることを証明できない内容の広告（＝患者体験談）
(iv) 公序良俗に反する内容の広告

公表した「令和元年度健康食品試買調査結果」によると、125品目中116品目に不適正な表示・広告が認められたことが明らかとなっています。

不適正な表現の具体例として、「緑内障や不妊症、ガン治療にも」「冷え性が改善する」「代謝アップ」「免疫力を高める」「悪玉コレステロールの減少」「アレルギー改善」などが挙げられています。なお、この東京都の調査は毎年実施されており、平成30年度は130品目中108品目、平成29年度は125品目中1

01品目に不適正な表示・広告があったとされています。

「健康食品」は、錠剤やカプセルのものも多く、食品としての美味しさ、つまり味覚で勝負することはできません（逆に「良薬は口に苦し」ではないですが、あえてまずくしているのではないかと思えるような商品もあります）。また、栄養学的にみても、バランスのとれた食品とは言い難い商品がほとんどです。つまり、「健康食品」は機能性を訴えることでしか商品を宣伝できないがゆえに、ともすると表現に行きすぎが起こるのかもしれません。

ここで読者の皆さんに知っておいてほしいのは、「健康食品を含むすべての食品は、病気の予防・治療を目的に用いるものではない」ということです（特別用途食品、疾病リスク低減表示特定保健用食品は除きます）。つまり、食品であるにもかかわらず、病名を記載したり、症状の改善効果を記載したりして商品を広告・販売している企業は、もしかすると法律違反を厭わない企業姿勢・経営理念なのかもしれません。あるいは、人の口に入る食品を販売しているにもかかわらず、関連する法律を確認することなく販売している無知・無学な企業の可能性もあります。

いずれにしても、そのような企業からは、皆さんも商品を購入したいとは思わないのではないでしょうか。繰り返しになりますが、健康・医療に関する広告にはさまざまな規制があることをぜひ覚えておいてください。

❷さらに巧妙な手口の広告が出現

新聞の広告やテレビのＣＭであれば、それが商品の宣伝であることは皆さんも見分けがつくと思います。ところが最近、一見すると報道記事のような体裁をしていながら、実は広告だったという巧妙な手口が問題視されてきています。

東京都福祉保健局では、インターネットや新聞における記事風の広告への注意喚起をおこなっています（インターネット、新聞などの記事風広告について：http://www.fukushihoken.metro.tokyo.jp/kenkou/iyaku/koukokukisei/zenpan/kigihuu.html）。

消費者に広告と気づかれないように宣伝行為をおこなう「ステルスマーケティング」という言葉を聞いたことがある人もいるかもしれません。さらに、医薬品に関する報道記事に対しても、製薬企業・広告代理店・報道機関など複雑な仕組みの中で対価が支払われていたことが、一部のメディアで指摘されています（シリーズ「買われた記事」ワセダクロニエル：http://www.wasedachronicle.org/category/articles/buying-articles/）。

こうなると、受け手側がどれだけ気をつけていても、その情報が広告なのかどうか見分けることは不可能です。前述しましたが、筆者自身、広告そのものを否定するつもりはありませんが、人の心理の弱みを突く広告、だまし討ちのような広告、ときに法律に違反している広告があるのが現実なのです。今後は、広告主・広告代理店・メディアが、消費者に対してどのような姿勢を示していくのかが問われているのだと思います。

3 役に立つ健康・医療情報を見極めるには？

不正確な健康・医療情報を信じた場合、命に関わることもあるので、健康や医療に関する情報は正確でなければいけません。多くの人が利用するインターネットの情報には不正確なものも含まれています。では、「正確な情報」とはどのような情報のことなのでしょうか。

ポイント

・健康・医療情報は、ヘルスケア、疾病予防などにおける決断・行動の判断材料である
・情報の有用性は「関連性」「妥当性」「労力」「費用」で評価できる
・インターネットは、情報を入手しやすいが、有用性の低い情報もあふれている

❶情報は意思決定のための判断材料

まず、皆さんは「情報」と聞いて、どのようなことを思い浮かべますか？　辞書で調

べてみると次のように記載されています（『大辞林 第三版』）。

【情報】

①事物・出来事などの内容・様子。また、その知らせ

②ある特定の目的について、適切な判断を下したり、行動の意思決定をするために役立つ資料や知識

③機械系や生体系に与えられる指令や信号

④物質・エネルギーとともに、現代社会を構成する要素の一

本書で取り上げる「情報」は、②の「ある特定の目的について、適切な判断を下したり、行動の意思決定をするために役立つ資料や知識」を指します。他の辞書でも調べてみると「文字・数字などの記号やシンボルの媒体によって伝達され、受け手に状況に対する知識や適切な判断を生じさせるもの」（『大辞泉』）、「文字・記号・音声など、種々の媒体によって伝達され、受け手の判断、行動などのよりどころとなる知識や資料」（『明鏡国語辞典』）と説明されています。

ここで、ぜひ覚えておいてほしいことがあります。健康や医療に関する情報は、あくまで決断・行動の意思決定における判断材料であり、「こうするべき」とか、「してはい

図1－3 医療情報の有用性（usefulness）の式（文献2）

$$\frac{\text{関連性（relevance）} \times \text{妥当性（validity）}}{\text{労力（work）} \times \text{費用（cost）}}$$

けない」といった正解や答えを指しているわけではありません。つまり、正確な情報とは、判断材料として信頼性が高い知識や資料ということです。ともすると、算数の答えのように完全な、唯一無二の正解があると想像してしまう人がいるかもしれません。しかし、健康・医療情報に関しては、「これが正解」といった断定的な表現が使われている場合は、逆にあやしいと警戒しておく必要があります。

❷健康・医療情報を見極める「有用性の式」

健康・医療情報に関して、判断材料として役に立つのかどうかを見極める際、「医療情報の有用性の式」というものが参考になります（**図1－3**）。この式に当てはめて、値が大きくなればより役に立つ情報ということになります。

有用性の式を構成しているそれぞれの要素についてみていきましょう。「関連性」とは、解決しようと思っている目的と、調べた情報の内容がどれだけ合致しているかを意味しています。例えば、「糖尿病」のことを調べたい場合に、高血圧の情報は直接的には役に立ちません。また、糖尿病のことを調べたければ、その調べる人に合致するように、性別、年齢、病気の進行度なども考慮して、必要な情報を入手する必要があります。

「妥当性」とは、その情報の信頼性と言い換えることができます。研究によって得られた結果である健康・医療情報は、それがどのような研究デザイン（方法）でおこなわれたかによって信頼性が異なります。とりあえずここでは、「人」を対象とした臨床試験、特に「ランダム化比較試験」と呼ばれる研究デザインで得られた結果が、最も信頼性が高い情報であることだけ知っておいてもらえたら大丈夫です。

「労力」とは、その情報を入手するために、どれだけの手間と時間が必要かを意味します。「費用」は文字通り、情報を入手するためにかかる経済的負担のことです。この「労力」「費用」の2つは、有用性の式における分数の分母ですので、情報を入手するのに手間や時間、経済的負担がかかればかかるほど、その情報の有用性は低くなります。

したがって、健康・医療情報は、この有用性の式における分子（「関連性」「妥当性」）が大きく、分母（「労力」「費用」）が小さいものが、より信頼性が高く、役に立つ情報だということになります。

図1－4「医療情報の有用性」の式（インターネットの検索サイトの情報の場合）

$$\frac{\text{関連性（relevance）}\uparrow \times \textbf{妥当性（validity）}\downarrow}{\textbf{労力（work）}\uparrow \times \text{費用（cost）}\downarrow}$$

❸インターネットの情報を「有用性の式」に当てはめてみる

健康・医療情報の入手先としてインターネットの検索サイトを活用している人が多いことを紹介しましたが、インターネット検索で得られる情報を有用性の式に当てはめるとどうなるでしょうか（**図1-4**）。それぞれの要素ごとにみていくと、次のようなメリット（利点）とデメリット（欠点）が混在していることがわかります。

【メリット】
・関連性：インターネット検索サイトでは関連する情報が大量に検索できる
・費用：インターネットへの接続にかかる費用は安価になってきている

【デメリット】
・妥当性：不正確な情報が多く、宣伝・広告なども紛れ込んでいる
・労力：多くの不正確な情報から正確な情報を選び出す手間

がかかる

つまり、インターネット検索で得られる情報は、お金をかけず大量に入手できるメリットがある一方で、内容が不正確なものも多く、目的と合致した情報を選び出すのは簡単ではないというデメリットがある、と言えます。

メリットについては多くの人がすでに実感していることでしょう。しかし、デメリットについては、何となく想像はできるものの、具体的にどれくらいの不都合があるのかわからない人がいるのではないでしょうか。

4 検索上位が正しいわけではない　情報のウラ取りを

どのような健康・医療情報が役に立つのか（有用性）を評価するには、いくつかのポイントがありますが、特に情報の信頼性に関する「妥当性」は重要です。では、インターネットで検索した情報が信頼に足るものかどうかを見極めるためには、どのようなことに気をつけたらよいのでしょうか。

ポイント

- 情報の信頼性は、信憑性の高い裏付けがあるかどうかで判断できる
- 健康・医療における信憑性の高い裏付けは、人を対象とした臨床試験
- 検索サイトの結果は、裏付けの有無は関係なく表示される

先ほど、多くの人が、健康・医療情報を調べる際に利用するインターネットの検索サイトの情報は、「妥当性」と「労力」において問題が多いことを指摘しました。

❶信頼性の高い情報とは？

有用性の式での「妥当性」とは、情報の信頼性のことです。では、健康・医療に関する情報の信頼性を判断するにはどのような基準があるのでしょうか。

健康・医療情報に限らず、その情報がどの程度信頼できるかは、その情報の信頼性を担保する裏付けがどれほど確からしいかで判断されます。そして世の中の常として、裏付けには信憑性が高い場合もあれば、低い場合もあります。つまり、信憑性が高い裏付けがある情報は信頼でき、信憑性が低い裏付けしかない情報は信頼できない、ということになります。これは皆さんも納得できると思います。

図1−5 健康・医療情報の種類

研究デザイン（方法）	裏付けとしての信憑性
介入研究：ランダム化比較試験	高い
非ランダム化比較試験	↑
観察研究［比較群有］：コホート研究	
症例・対照研究など	
観察研究［比較群無］：症例報告など	
実験室の研究：細胞実験、動物実験	↓
経験談・権威者の意見	低い

医学・医療の領域では、その裏付けの信憑性が高いか低いかを判断する基準として、「研究デザイン」が目安の1つになっています（**図1-5**）。それぞれの研究デザインの内容については、本書で順次詳しく説明していきます。とりあえずここでは、「人」を対象とした臨床試験、特にランダム化比較試験が、情報の信頼性を担保するための裏付けとして信憑性が高いと理解しておいてください。

❷実際に検索してみる

では、実際にインターネット検索サイトで調べてみましょう。**図1-6**は、本書の執筆時（2020年5月29日）にGoogleという検索サイトで、健康食品の「グルコサミン」をキーワードにして検索した結果の画面です。まず確認してもらいたいのは、二重線の枠で囲まれた箇所、つまり検索結果を示す画面の上部に表示された内容です。すでに知っている

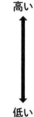

図1－6「グルコサミン」をキーワードにして検索した結果の画面

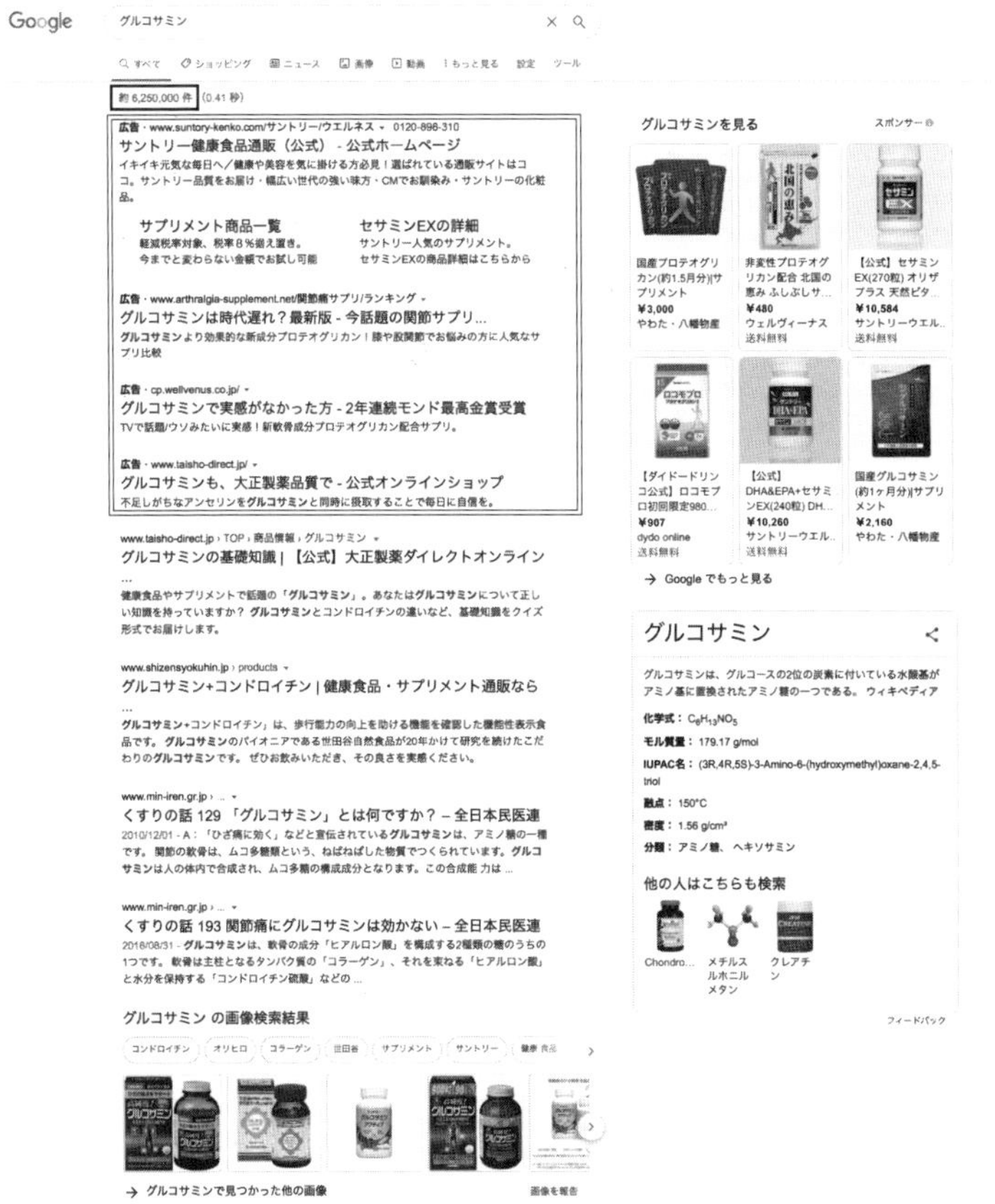
Google
グルコサミン
すべて　ショッピング　ニュース　画像　動画　もっと見る　設定　ツール
約 6,250,000 件　(0.41 秒)
広告・www.suntory-kenko.com/サントリー/ウエルネス　0120-896-310
サントリー健康食品通販（公式） - 公式ホームページ
イキイキ元気な毎日へ／健康や美容を気に掛ける方必見！選ばれている通販サイトはココ。サントリー品質をお届け・幅広い世代の強い味方・CMでお馴染み・サントリーの化粧品。
サプリメント商品一覧
軽減税率対象、税率８％据え置き。
今までと変わらない金額でお試し可能
セサミンEXの詳細
サントリー人気のサプリメント。
セサミンEXの商品詳細はこちらから
広告・www.arthralgia-supplement.net/関節痛サプリ/ランキング
グルコサミンは時代遅れ？最新版 - 今話題の関節サプリ...
グルコサミンより効果的な新成分プロテオグリカン！膝や股関節でお悩みの方に人気なサプリ比較
広告・cp.wellvenus.co.jp/
グルコサミンで実感がなかった方 - 2年連続モンド最高金賞受賞
TVで話題/ウソみたいに実感！新軟骨成分プロテオグリカン配合サプリ。
広告・www.taisho-direct.jp/
グルコサミンも、大正製薬品質で - 公式オンラインショップ
不足しがちなアンセリンをグルコサミンと同時に摂取することで毎日に自信を。
www.taisho-direct.jp › TOP › 商品情報 › グルコサミン
グルコサミンの基礎知識 | 【公式】大正製薬ダイレクトオンライン ...
健康食品やサプリメントで話題の「グルコサミン」。あなたはグルコサミンについて正しい知識を持っていますか？グルコサミンとコンドロイチンの違いなど、基礎知識をクイズ形式でお届けします。
www.shizensyokuhin.jp › products
グルコサミン+コンドロイチン | 健康食品・サプリメント通販なら ...
グルコサミン+コンドロイチン」は、歩行能力の向上を助ける機能を確認した機能性表示食品です。グルコサミンのパイオニアである世田谷自然食品が20年かけて研究を続けたこだわりのグルコサミンです。ぜひお飲みいただき、その良さを実感ください。
www.min-iren.gr.jp › ...
くすりの話 129 「グルコサミン」とは何ですか？ – 全日本民医連
2010/12/01 - A：「ひざ痛に効く」などと宣伝されているグルコサミンは、アミノ糖の一種です。関節の軟骨は、ムコ多糖類という、ねばねばした物質でつくられています。グルコサミンは人の体内で合成され、ムコ多糖の構成成分となります。この合成能力は ...
www.min-iren.gr.jp › ...
くすりの話 193 関節痛にグルコサミンは効かない – 全日本民医連
2016/08/31 - グルコサミンは、軟骨の成分「ヒアルロン酸」を構成する2種類の糖のうちの1つです。軟骨は主柱となるタンパク質の「コラーゲン」、それを束ねる「ヒアルロン酸」と水分を保持する「コンドロイチン硫酸」などの ...
グルコサミン の画像検索結果
コンドロイチン　オリヒロ　コラーゲン　世田谷　サプリメント　サントリー　健康食品
グルコサミンで見つかった他の画像
画像を報告
グルコサミンを見る
スポンサー
国産プロテオグリカン(約1.5月分)(サプリメント
¥3,000
やわた・八幡物産
非変性プロテオグリカン配合 北国の恵み ふしぶしサ...
¥480
ウェルヴィーナス
送料無料
【公式】セサミンEX(270粒) オリザプラス 天然ビタ...
¥10,584
サントリーウエル...
送料無料
【ダイドードリンコ公式】ロコモプロ初回限定980...
¥907
dydo online
送料無料
【公式】DHA&EPA+セサミンEX(240粒) DH...
¥10,260
サントリーウエル...
送料無料
国産グルコサミン(約1ヶ月分)(サプリメント
¥2,160
やわた・八幡物産
Google でもっと見る
グルコサミン
グルコサミンは、グルコースの2位の炭素に付いている水酸基がアミノ基に置換されたアミノ糖の一つである。ウィキペディア
化学式：C6H13NO5
モル質量：179.17 g/mol
IUPAC名：(3R,4R,5S)-3-Amino-6-(hydroxymethyl)oxane-2,4,5-triol
融点：150°C
密度：1.56 g/cm³
分類：アミノ糖、ヘキソサミン
他の人はこちらも検索
Chondro...
メチルスルホニルメタン
クレアチン
フィードバック

（GoogleおよびGoogleロゴはGoogle LLCの登録商標であり，許可を得て使用しています。）

人も多いと思いますが、この箇所は「広告」です。グルコサミンを販売している企業が、Googleに広告費を支払って掲載されている部分です。検索サイトを運営しているGoogleも営利企業ですから、このように企業から広告費をもらって収益を上げています。そのこと自体は責められることではないでしょう。しかし、正確な情報を調べようと思っている人にとっては、紛らわしいとも言えます。

次に、広告ではない情報に目を向けてみます。ここで、皆さんに想像してもらいたいのですが、実際にインターネットで情報を検索した際に、検索結果のすべてをチェックするでしょうか？　おそらく、検索結果の最初のページ、特に上の方に表示された順にリンク先の内容を確認するのではないでしょうか。そうすると、情報を発信する側としては、検索されたときに自分の情報が上位にヒットするように工夫するのは当然です。なぜなら、検索されたときに上位にヒットしなければ誰からも情報を見てもらえず、見てもらえない情報は「存在しない」に等しいことになってしまうからです。

そのような背景から、情報の内容が科学的に妥当かどうか、正確であるかは二の次にして、とにかく検索結果の上位に表示されるような手法を駆使して、健康・医療情報を発信していた企業も少なくありません。DeNAが運営していた医療系サイト「WELQ」では、肩こりの原因を「霊が原因のことも？」と書いた記事が、検索エンジンで上位に表示されることを意識して作成されたものだったことが明らかになっています。

検索エンジンで上位に表示されるための手法を「SEO（Search Engine Optimization）」と言います。こうした記事について、一連の問題を調査したDeNAの第三者委員会は、「SEOの観点が過度に重視された結果、内容の合理性等について深く検証しなかった」と、倫理上の問題があると指摘しています。最近、Googleなどの検索サイトを運営している企業が、不正確な情報を掲載している低品質なサイトが検索結果の上位にこないようにする取り組みを進めています[3]。その結果、品質の低いサイトの検索順位が下がっているとの報告もあります。ですが、このような取り組みは始まったばかりです。Googleも「残念ながら、Googleの検索結果が、真に『完璧』になることはこれからもないでしょう」と対策の限界を認めています。検索結果の上位に、まだまだ不正確な情報が紛れ込んでいる現状があることを知っておいてください。

5 情報は多ければ多いほどよいのか？

インターネットの普及によって、誰もが簡単に大量の情報を入手できるようになりましたが、情報は多ければ多いほどよいのでしょうか？　一見すると便利になったと思えるかもしれませんが、その便利さは「諸刃の剣」かもしれません。

ポイント

- 情報通信技術（ICT）の進歩で誰もがインターネットへ接続可能に
- インターネット検索は低コストで大量の情報を入手可能
- 情報が多すぎることにも問題はある

❶インターネットは本当に便利なのか？

ここからは、健康・医療情報の有用性の式（図1-3、15頁）における「分母（労力と費用）」の項目について、具体的な事例を挙げながら詳しく説明していきます。

総務省の「情報通信白書」[4]によると、２０１８年時点でのインターネット利用者の割合は約80％となっています。さらに、最近ではスマートフォンの所有率も増え、何かわからないことがあれば、どこでもすぐにインターネットを使って検索することができるようになりました。その背景には、情報通信技術（ＩＣＴ）の進歩があります。年々、通信速度は高速化し、それにともなって通信費用も安くなってきています。「医療情報の有用性の式」に、インターネットで検索する情報を当てはめると、分母の項目にある「労力」と「費用」が低く抑えられていることになります。ですが、これは額面通りに受け止めてよいのでしょうか？

「労力」について、もう少し深読みしてみます。「医療情報の有用性の式」が紹介されている論文が出版されたのは1994年です。当時、インターネットはほとんど普及していませんでした（米国で約5%、日本で約2%程度）。つまり、医療情報を入手しようと思えば、図書館に出向く、専門家に直接聞きに行くなど、実際に行動を起こす必要がありました。それに比べれば、インターネットが普及した現在、情報を入手するためにすることは、パソコンのマウスをクリックしたり、スマートフォンの画面をタップしたりするだけです。「労力」は確かに減ったようにみえます。

しかし、インターネットの検索サイトで調べると、非常に多くの情報がヒットします。先ほど、**図1-6**（21頁）に、検索サイトのGoogleで、健康食品の「グルコサミン」をキーワードにして検索した結果の画面を掲載しました。ここで注目してもらいたいのは、検索画面の上部にある枠内の「検索結果の件数」です。なんと、「625万件」の情報がヒットしています。もし、625万件の情報をすべて確認するとしたらどれくらいの労力（時間）がかかるか想像してみてください。仮に1つのページを1分でチェックしたとします。そうすると、1日8時間、365日休みなく毎日チェックしていったとしても、約35年半かかります。とても現実的ではない数字です。

膨大な情報の中から、本当に自分が知りたい情報を正確に選び出すのは簡単ではないのです。一見便利に見えるインターネットも、検索サイトの向こう側にある「情報の海」

はかなり荒れ狂っており、航海の目的地にたどり着くのは一筋縄ではないでしょう。

❷インターネットは諸刃の剣

インターネットの情報を「医療情報の有用性の式」に当てはめて、「妥当性」と「労力」に関する欠点について解説してきました。もちろん、インターネットには欠点もあれば利点もあります。ここで、あらためて整理してみます。

【メリット】
・関連性：インターネット検索サイトでは関連する情報が大量に検索できる
・費用：インターネットへの接続にかかる費用は安価になってきている
【デメリット】
・妥当性：不正確な情報が多く、宣伝・広告なども紛れ込んでいる
・労力：多くの不正確な情報から正確な情報を選び出す手間がかかる

多くの人が利用しているインターネットには、メリットとデメリットの両面があり、使い方を間違えると大きな不利益につながることもある「諸刃の剣」なのです。利便性の影に隠れている欠点もあることを常に頭の片隅に入れておいてください。

6 過激なタイトルや極論に潜む罠

皆さんの身の回りにはたくさんの情報があふれています。ウェブサイト、テレビ・新聞、書籍などなど。情報が多すぎて、いちいちすべてに目を通すわけにはいかない状況です。そうなると、情報を発信する側は、注目を浴びて少しでも多くの人に読んでもらいたいために、過激なタイトルをつけることや、極論とも言えるような内容を発信することを対策として考えるようです。先日、書店に行った際も、健康・医療コーナーに平積みされている書籍は、「これだけすれば病気が治る」といった類のものばかりでした。

ここでは、書籍の過激なタイトルや極論について考えてみます。

ポイント

・過激なタイトルは、消費者の目を引くための常套手段
・極論には「ものごとに白黒つける」「ものごとを単純化する」「感情を揺さぶる（特に不安や恐怖）」「都合よく悩みを解消」などのパターンがある
・過激なタイトルや極論には、もう一つ隠された目的があることも

書店の売り上げランキングのコーナーを見ると、健康や医療に関係する書籍が必ずと言っていいほど上位にいます。また、健康や病気のことは万人が興味・関心をもつため、書店でもそれなりのスペースが割かれていて、平積みされているものもたくさんあります。ただ、その書籍のタイトルを見ると、医師の立場からは少し首を傾げたくなるようなものが目につきます。

例えば、「病気知らずの○○療法（＝保険診療で認められていない民間療法や食事療法）」「○○大学（＝国内外の有名な大学）式ダイエット術」「がん専門医が考案した○○（＝健康食品・サプリメントや独自の健康法）」などといったタイトルを目にしたことがある人も多いのではないでしょうか。

また、「これだけすればがんが治る」「末期がんからの奇跡の生還」といった極端な内容、いわば極論とも言えるような内容の書籍が、売り上げランキングの上位になることもあるようです。中には「医者に頼らなくてもがんが消える」「医者に殺されないための心得」などといった過激なタイトルの書籍もランキングに散見されています。

このような過激なタイトルや断定的な表現を用いた極論は、実のところ書籍の販売実績など行動心理学・経済学的視点からみると理に適っているようです。

図1－7　よく見かける健康・医療に関する書籍のタイトル

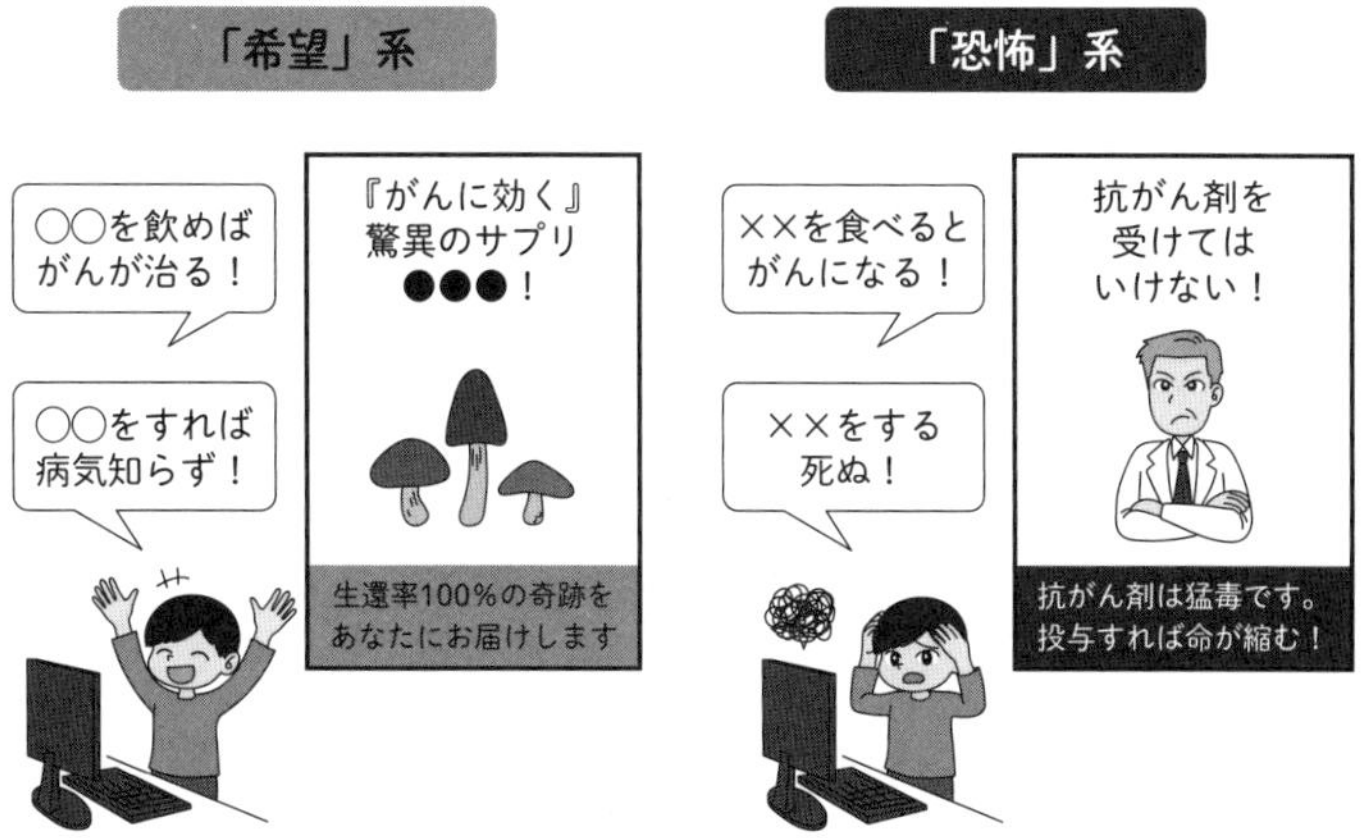
「希望」系
〇〇を飲めば
がんが治る！
〇〇をすれば
病気知らず！
『がんに効く』
驚異のサプリ
●●●！
生還率100％の奇跡を
あなたにお届けします
「恐怖」系
××を食べると
がんになる！
××をする
死ぬ！
抗がん剤を
受けては
いけない！
抗がん剤は猛毒です。
投与すれば命が縮む！

❶極論にはパターンがある

先ほど紹介した書籍の他にも、極論が散りばめられた書籍を筆者自身、手に取って読んでみたことがあります。中には、医学的観点から明らかに「虚偽」「捏造」などの誤った情報も散見されました。これら極論の内容が含まれる書籍には多種多様なものがありますが、ここでは便宜上、「希望」系と「恐怖」系に分類してみました（図1-7）。

さらに、このような情報には、共通点として次のような特徴があります。

〇ものごとに白黒つける（※もっともらしい説明がなされていても、科学的には不正確である点に注意）

・マイナスイオンは体によく、プラス

イオンは体に悪い
・手作り料理は体によく、コンビニ弁当は体に悪い
○ものごとを単純化する（※もっともらしい説明がなされていても、科学的には不正確である点に注意）
・水道水を飲むとがんになる
・サラダ油を使うと早死にする
○感情を揺さぶる
・知らず知らずのうちに自分の身に降りかかっている
・「死」や「病気」を連想させ不安や恐怖をあおる
・陰謀論を主張して怒りを誘う
○都合よく悩みを解消
・希望系：「これだけをやれば大丈夫！」と根拠のない希望を与える
・恐怖系：脅すだけ脅して解決策は「それをしてはいけない」のみ

これら以外にも色々なパターンがあります。皆さんも、何か1つぐらいは思い当たることがあるのではないでしょうか。

❷極論書籍、もう一つの隠された目的

そして、このような書籍を読み進めていくと、揺さぶられた感情を都合よく元に戻してくれるような商品の宣伝やセミナーの案内に行き着くことがあります。書籍は1冊1000〜1500円ぐらいが相場だと思います。もちろん著者は、本がたくさん売れて印税で儲けようと考えていることは間違いありません。ですが、それに加えて関連商品の売り上げやセミナーの受講料など、あの手この手で儲けようとしている意図が、このような書籍に見え隠れしていることがあります。極端な場合、街頭で配られているチラシのように、このような書籍が無料でプレゼントされていることもあったりします。

「タダより高いものはない」「この世にタダのものはない」という格言が示すように、情報を発信する側の意図を注意深く読み解くと、情報を通じて何かしらの商品を売ろうとしていることがあります。「これだけで解決！」「これを食べるべき！」「超危険！」「これをしてはいけない！」このようなタイトルを見つけたら、冷静に向き合う姿勢と裏に隠された「罠」に注意を払ってみてください。

［引用・参考文献］
（1）総務省「社会課題解決のための新たなICTサービス・技術への人々の意識に関する調査研究」

（平成27年）（補足：この調査はオンラインモニターへのアンケート結果であるため、回答者がインターネット利用者に限られている点は留意する必要があります。ですが、同じく総務省がおこなった「通信利用動向調査」では、10～50歳代のインターネット利用率は２０１４年時点で90％を超えていることから、これらの世代では結果が大きく変わることはないと思われます。）

（2）Shaughnessy AF, et al. Becoming an information master: a guidebook to the medical information jungle. J Fam Pract. 39: 489-99, 1994.

（3）日本語検索の品質向上にむけて［Googleウェブマスター向け公式ブログ］https://webmaster-ja.googleblog.com/2017/04/our-latest-quality-improvements-search.html

（4）総務省「令和元年度　情報通信白書」：第2部第3章第2節「ＩＣＴサービスの利用動向」　https://www.soumu.go.jp/johotsusintokei/whitepaper/ja/r01/pdf/index.html

第2章

経験談、権威者の意見、動物実験の結果の読み解き方

第1章では、皆さんの目に触れたり耳にしたりする健康・医療情報に関する問題点について、さまざまな事例を挙げて紹介しました。このような状況で避けなければならないのは、不正確な情報に惑わされ、適切な意思決定ができなくなってしまうことです。

では、巷にあふれる不正確な情報とは正反対の「正確な情報」とは、どのようなものなのでしょうか。医学・医療の領域では、情報の信頼性が高いか低いかを判断する基準として、その情報がどのような研究デザイン（方法）で検証されたものなのかを確認することが有用とされています。**図2-1**は、情報の信頼性を基準に順番に並べたものです。

本章と次章で、それぞれの研究デザイン（方法）による情報の信頼性について、詳しく解説していきます。本章では、「経験談」「権威者の意見」「実験室の研究」について読み解き方を深掘りしてみます。

1 あの人に効いたから、私にも効くのか？

経験談は、同じ状況で悩んでいる人にとっては身近に感じられることもあり、つい信じてしまいがちです。ですが、経験談は、情報としての信頼性に疑問符がつくことが多いことを知っていますか？　ここでは、経験談の問題点について考えてみましょう。

図2－1 健康・医療情報の種類

研究デザイン（方法）	情報の信頼性	偏り・偶然
介入研究：ランダム化比較試験	高い ↑	少ない ↑
非ランダム化比較試験		
観察研究［比較群有］：コホート研究		
症例・対照研究など		
観察研究［比較群無］：症例報告など		
実験室の研究：細胞実験、動物実験		
経験談・権威者の意見	↓ 低い	↓ 多い

ポイント

- 「3た」論法を使えば、どんなサプリでも効いたことになってしまう
- 経験談の表現には、法律違反が紛れていることがある
- 「個人の感想です」の但し書きは、経験談の免罪符にはならない

「これだけ飲んで10kg減量成功！」「これを飲んだら膝の痛みが消え、階段を登れるようになった！」

経験談の見出しは人を引きつけます。このところお腹周りが気になる筆者も、ダイエットの広告記事にはつい目が行ってしまいます。

では、このような経験談の情報には、どのように向き合えばよいのでしょうか？　ここでは経験談の情報に関する注意点について一緒に考えていきま

しょう。

❶「3た」論法にご注意！

「3た」論法の代表的な例としてよく取り上げられるものに、「雨乞いをした、雨が降った、ゆえに雨乞いは効いた」があります。3つのフレーズの最後が「た」で終わっているため、「3た」論法と呼ばれています。

雨乞いなどという非科学的なもので雨が降るはずがないと、多くの人が感じるでしょう。しかし、雨乞いの踊りや太鼓、お祈りは、いつまでも続けることができます。ですから、根気よく雨乞いを続けていれば、いずれ雨は降ってきます。そのため、「3た」論法を使うと、どんな雨乞いも有効であると言えてしまうのです。

馬鹿げていると感じる人も多いと思いますが、実はこの「3た」論法、薬の効果を評価する方法として、今から50年以上前には普通に用いられていました。具体的には、「薬を使った、病気が治った、ゆえにその薬は効いた」といった具合です。現在では、この論法で薬の効果を評価することはありません。なぜなら、「3た」論法の最大の問題点は、薬を飲まなくても病気は治ったかもしれないという可能性があることです。

皆さんも風邪やちょっとした傷の場合、特別に何かをしなくても自然な経過で治っていくことは実際に経験したことがあると思います。また、頭痛や目眩《めまい》などの症状が現れては自然に消え、しばらくしたらまた現れるということを経験したことがある人もいるでしょう。このような場合、薬を使って病気や症状が改善したら、それは本当に薬の効果なのでしょうか、それとも自然の経過なのでしょうか？

残念ながら、このどちらなのか区別することはできません。ですが、本人は薬のおかげでよくなったと考えがちです。さらに、本当は効果のない薬でも、多くの人が試しているうちに、「症状が改善した時期」と「薬を使った時期」がタイミングよく重なるケースが出てきます。すると、その薬はたちまち特効薬のように考えられるようになってしまうことがあります。「3た」論法で説明できるのは、「薬を使った時期」と「病気が治った時期」が、時間軸でとらえたら、ただ単に関連があったということだけです。

その薬が本当に効いたのかどうか、原因と結果という「因果関係」を証明するためには、「薬を使わなかった場合にはどうなったのか」という情報が必要になります。そのため現在では、薬の効果の検証は、「実薬群（評価の対象となる薬を使った人たち）」と「対照群（評価の対象となる薬を使わなかった人たち）」との間で、治療効果に違いがあるかどうかを確かめる、より厳しい方法でおこなわれています。

ところが、この「3た」論法、健康食品やサプリメントなどの宣伝では、現在でも広く用いられています。「ダイエットサプリを使った、やせた、ゆえにそのサプリは効いた」「〇〇エキスを使った、膝の痛みが改善した、ゆえにそのエキスは効いた」「△△発酵食品を使った、夜ぐっすり眠れた、ゆえに△△発酵食品は効いた」「○○水を使った、アトピーの症状が改善した、ゆえに○○水は効いた」例を挙げれば枚挙にいとまがない状況です。このような「3た」論法を用いた商品広告やCMを目にしたり耳にしたりしたときは、「それを使わなかったときにはどうなるのか？」という点を思い出してください。案外、「それを使わなくても目的は達成できたのではないか」と思えてくるかもしれません。

❷経験談の問題点を検証してみる

具体的な経験談（注：筆者が作成した架空のものです）による広告を例に、他にも問題点がないか検証してみましょう。

【がんに効く!!　驚異の健康食品】

昨年、大腸がんと診断され、手術もできず、余命3か月と主治医に宣告されました。途方にくれていると知人から○○をすすめられ飲み始めました。

するとどうでしょう！　体重も増え、半年経過した今でも元気でいます。すべて○○のおかげと感謝しています。

（△△市在住　53才女性）

最初に注目してもらいたいのは、「がんに効く!!」という宣伝文句です。日本では、健康食品やサプリメントを含め、食品による病気に対する予防や治療の効能・効果を表示・広告することは、医薬品医療機器等法などの法律で厳しく禁止[1]されています。この点はぜひ覚えておいてください。ですから、疑った見方をすれば、この商品は、法律に違反していることを承知の上で販売されていると考えなければなりません。

次に、「手術もできず」という箇所をみてみましょう。がんの治療は手術だけではありません。手術以外にも、抗がん剤治療や放射線治療などがあります。この経験談を書いた女性は、どうだったのでしょうか？　残念ながら、この経験談からの情報だけでは、正確なことはわかりません。もしかすると、抗がん剤治療をおこなっていたのかもしれません。ですから、「手術もできないような大腸がんが、健康食品だけで治った」と短絡的に考えるのは早計だということになります。

「余命3か月と主治医に宣告されました。（中略）半年経過した今でも元気でいます。」についてはどうでしょう。ここで重要なのは、「がんは治ったのか」という点です。一般的に、がんが治ったかどうかの判定はCTなどの画像検査でおこないます。しかし、その重要な情報が、この経験談からはわかりません。つまり、「健康食品でがんが治った」とは言い切れないのです。ですから、この経験談の女性は、実は、がんが治っていない可能性も考えられます。「体重が増えた」というのも、本当はがんが進行してしまいお腹に水が溜まってきたりしているのかもしれません（ただ、その場合は、「元気でいます」と辻褄が合わないので可能性は低いですが…）。

❸「個人の感想です」は免罪符になるのか？

「腰が曲がり関節の痛みを訴えている初老の女性。ある健康食品を飲み始めたら、階段を楽々と登り始めニコニコ顔で映っているCM映像」「いろんなダイエット法を試してみたけどまったくダメ。でも、このサプリメントを飲み始めたら、みるみるやせてきて、以前履いていたズボンがブカブカになったという証拠写真入りの広告」このようなCMや広告、よく目にしますよね。そして、映像や写真の下の方に小さな文字で「個人の感想であり、効果を保証するものではありません」と但し書きがされていることに気がついている人も多いのではないでしょうか。一応、スポンサーとなっているメーカーも「万人に効くわけではないですよ」と注意喚起をしているのですが、映像や写真の方がインパクトは強く、但し書きに注目している人は少ないのではないかと思います。苦肉の策とはいえ、よくできた手法だなと感心します。

しかし、消費者庁は、2016年に制定した「健康食品に関する景品表示法及び健康増進法上の留意事項について[2]」の中で、「個人の感想です」「効果を保証するものではありません」という但し書きをしたとしても、法律違反に当たるかどうかの判断には影響

図2－2　消費者庁が示した不適切な健康食品の広告の例（文献2より一部改変）

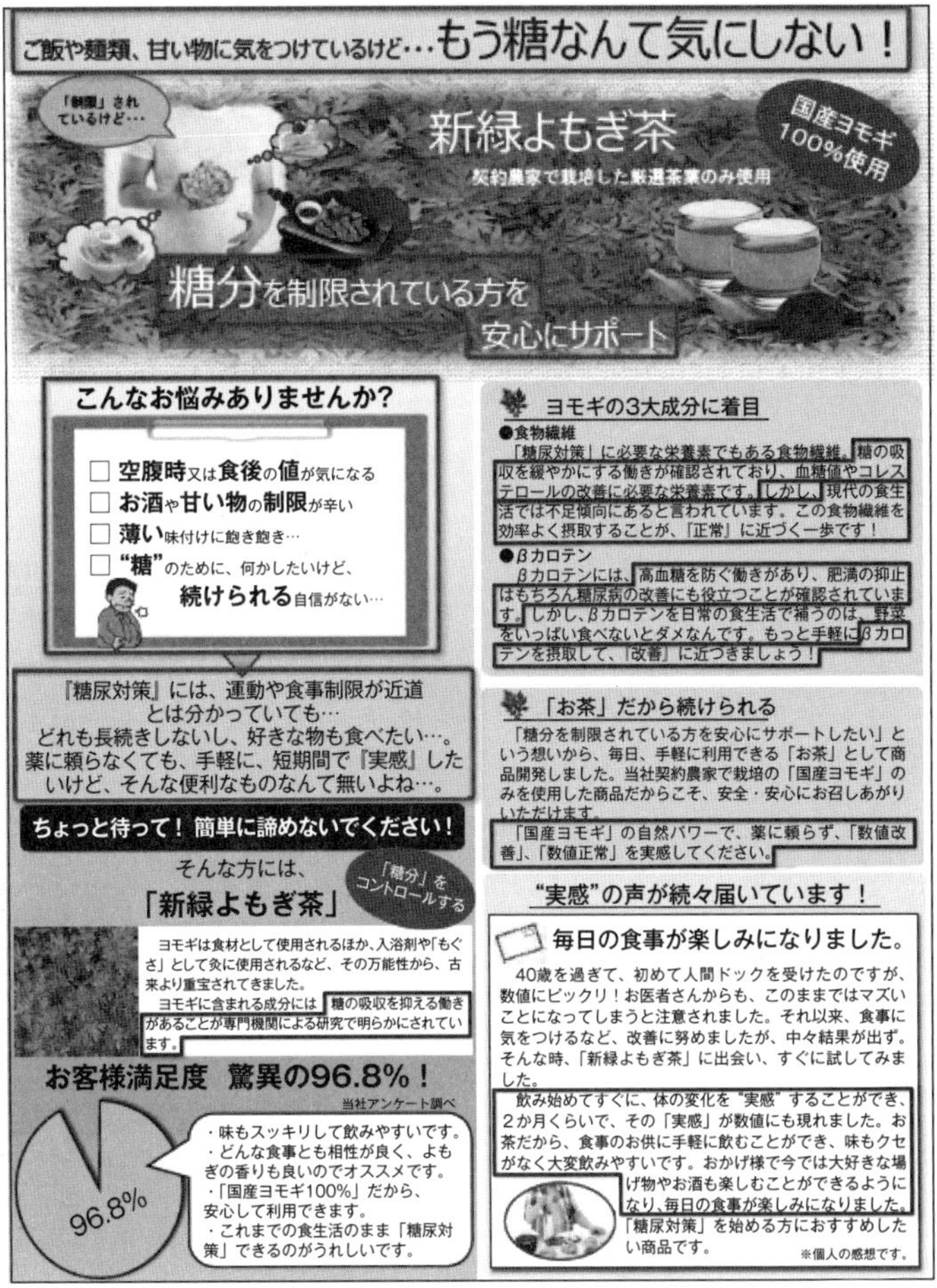
ご飯や麺類、甘い物に気をつけているけど…もう糖なんて気にしない！
「制限」されているけど…
新緑よもぎ茶
契約農家で栽培した厳選茶葉のみ使用
国産ヨモギ100%使用
糖分を制限されている方を
安心にサポート
こんなお悩みありませんか?
□ 空腹時又は食後の値が気になる
□ お酒や甘い物の制限が辛い
□ 薄い味付けに飽き飽き…
□ "糖"のために、何かしたいけど、
続けられる自信がない…

『糖尿対策』には、運動や食事制限が近道
とは分かっていても…

どれも長続きしないし、好きな物も食べたい…。

薬に頼らなくても、手軽に、短期間で『実感』した
いけど、そんな便利なものなんて無いよね…。

ちょっと待って！ 簡単に諦めないでください！

そんな方には、

「新緑よもぎ茶」

「糖分」をコントロールする
ヨモギは食材として使用されるほか、入浴剤や「もぐさ」として灸に使用されるなど、その万能性から、古来より重宝されてきました。

ヨモギに含まれる成分には 糖の吸収を抑える働きがあることが専門機関による研究で明らかにされています。

お客様満足度　驚異の96.8%！

当社アンケート調べ
96.8%
・味もスッキリして飲みやすいです。
・どんな食事とも相性が良く、よもぎの香りも良いのでオススメです。
・「国産ヨモギ100%」だから、安心して利用できます。
・これまでの食生活のまま「糖尿対策」できるのがうれしいです。
ヨモギの3大成分に着目
●食物繊維
「糖尿対策」に必要な栄養素でもある食物繊維。糖の吸収を緩やかにする働きが確認されており、血糖値やコレステロールの改善に必要な栄養素です。しかし、現代の食生活では不足傾向にあると言われています。この食物繊維を効率よく摂取することが、『正常』に近づく一歩です！
●βカロテン
βカロテンには、高血糖を防ぐ働きがあり、肥満の抑止はもちろん糖尿病の改善にも役立つことが確認されています。しかし、βカロテンを日常の食生活で補うのは、野菜をいっぱい食べないとダメなんです。もっと手軽にβカロテンを摂取して、『改善』に近づきましょう！

「お茶」だから続けられる
「糖分を制限されている方を安心にサポートしたい」という想いから、毎日、手軽に利用できる「お茶」として商品開発しました。当社契約農家で栽培の「国産ヨモギ」のみを使用した商品だからこそ、安全・安心にお召しあがりいただけます。

「国産ヨモギ」の自然パワーで、薬に頼らず、「数値改善」、「数値正常」を実感してください。

"実感"の声が続々届いています！

毎日の食事が楽しみになりました。

40歳を過ぎて、初めて人間ドックを受けたのですが、数値にビックリ！お医者さんからも、このままではマズいことになってしまうと注意されました。それ以来、食事に気をつけるなど、改善に努めましたが、中々結果が出ず。そんな時、「新緑よもぎ茶」に出会い、すぐに試してみました。

飲み始めてすぐに、体の変化を"実感"することができ、2か月くらいで、その「実感」が数値にも現れました。お茶だから、食事のお供に手軽に飲むことができ、味もクセがなく大変飲みやすいです。おかげ様で今では大好きな揚げ物やお酒も楽しむことができるようになり、毎日の食事が楽しみになりました。

「糖尿対策」を始める方におすすめしたい商品です。
※個人の感想です。

しないとしています（図2-2）。つまり、「『個人の感想』とさえ記載しておけば何を言ってもかまわないと考えていた」という言い訳は通用しないということです。関連する事業者の方には、ぜひ襟を正してもらえたらと思います。なお、「個人の感想」という文言を書いてはいけないということではありません。虚偽・誇大広告に当たるかどうかは、体験談等を含む表示内容全体から判断されることになっています。

ここまで、架空の経験談を批判的に吟味してきました。まだ検証すべき点も残っていますが、経験談の最大の欠点は、客観的視点に立って正確に理解し判断するための情報が決定的に不足しているという点です。そのことに注意して、経験談の情報と向き合ってもらえたらと思います。

2 教授や博士が言うことなら信じられる？

「大学教授」「医学博士」といった肩書の人が登場する健康番組やCM・広告を目にすることが多いのはなぜでしょうか。そうした肩書がもたらす「権威」や「ブランド」があると、番組や広告に含まれる情報の信頼性が高まったかのように感じさせる心理効果があるからです。こうしたCMや広告の情報は、そのまま鵜呑みにしてよいのでしょうか？　ここでは、権威やブランドが情報の受け手に与える影響について考えていきます。

ポイント
・世の中には「権威」「ブランド」の影響力を利用した宣伝手法があふれている
・「権威」や「ブランド」は、人の認知を歪めてしまう
・権威者の発言の意図は何かを一度立ち止まって疑ってみることも、ときに必要

人は、権威、地位、ブランドに弱いものです。例えば、健康食品や美容器具などのCMや広告でこんな宣伝文句を目にしたことはありませんか？「〇〇大学医学部と共同で開発したダイエットマシン」「米国の一流大学教授も注目する脅威のサプリ」「肌のことを知り抜いた医学博士の研究から生まれた美顔器」そして、博学そうに見える白衣を着た人物が商品を手にたずさえている写真や映像が一緒に掲載されていることがあります。こうした人物の存在は、商品の信頼性を高めるために一役も二役も買っています。

❶権威やブランドは人の認知を歪ませる

人の「評判」による認知への影響について検証した実験(3)を紹介します。

あるテーマに関する講義をビデオの映像で受講する際、半分の被験者はその講師についての肯定的な評判を情報として与えられ、残りの半分の被験者は否定的な評判を情報として与えられました。その結果、講義のテーマにもともと興味のあった被験者は、与えられた評判に左右されずに講義内容を評価したのに対し、講義のテーマに興味のない被験者による講義内容の評価は、講師の評判に大きく左右されたというのです。

この実験結果から、「不知案内なこと、無関心なことに関しては、情報を提供する人の評判や肩書きに影響されて、内容の良し悪しを判断しやすい」と言えます。情報の内容を吟味せず自分の頭で考えることを放棄してしまうと、権威やブランドといったもので判断してしまう恐れがある、ということです。

このように、人が情報を判断するときには、権威のあるものを信頼しやすい傾向があり、この心理効果を「権威への服従原理」と言います。情報を発信する人の権威は、情報を受け取る人の判断に強く影響するのです。

例えば、美顔器に関する次のような架空の広告が2つあったとします。「医学博士」と「主婦」、どちらが開発した商品に魅力を感じますか。

・肌のことを知り尽くした医学博士の長年の研究から生まれた美顔器
・お肌の曲がり角を迎えた主婦が自宅にあるもので適当に組み立てた美顔器

権威や肩書がなくなると何となく効果も薄れてしまったように感じるのではないでしょうか。「権威への服従原理」を応用すると、人の認知は歪んでしまうことがある、という事実をぜひ知っておいてください。

❷「権威への服従原理」は禁じ手か？

「企業が権威への服従原理を応用した宣伝行為をすることはまかりならない」と言いたいわけではありません。ただ、権威への服従原理を悪用しているケースについては苦言を呈したいと思います。例えば、次のようなケースがあったらどうでしょうか。

・医学博士が推薦する健康食品。実は、その健康食品の会社の株式を、医学博士自身が大量に保有していた。
・美容のカリスマ主婦が雑誌でおすすめしていた化粧品。実は、その化粧品の会社から、カリスマ主婦は多額の謝礼を受け取っていた。
・芸能人がブログで「愛用している」と紹介した健康グッズ。実は、その芸能人は、健康グッズの会社の役員だった。

何かだまされた感じがするのは、私だけではないと思います。ここで、「利益相反」

という言葉について少し説明します。人には、親子関係・夫婦関係などの家族関係から、出身校、勤務先などの組織関係など、無数の利害関係があります。そして、その関係性をよいものにするために、一人ひとりが全力を尽くして調整をしています。しかし「忠ならんと欲すれば孝ならず、孝ならんと欲すれば忠ならず」といった利害関係の葛藤が生じる場面に、誰しも遭遇することがあります。つまり、利害が衝突している状態、これを「利益相反」と呼びます。

個人としての利益相反とは、「自分以外の誰かの利益を優先する義務のある者が、自分の利益を得ること（または、そのように見えること）」を言います。前述の例では、医学博士は、健康でいたいと願う消費者に対して有益な情報を提供する立場と、健康食品の売上から利益を得る立場の相反する二面性を有していることになります。

そのようなことを踏まえ、法的・倫理的観点から社会的に重要な関係性を選び出し、必要な範囲で調整のルールを設定することが求められてきました。例えば、医学分野で臨床研究に携わる研究者には、利益相反について次のようなルールが定められています。

・研究者は、自身の利益相反に関する状況について自己申告すること
・研究者に利益相反が存在する場合、研究の実施に支障がないよう、適切な対応策をとること（※筆者注：管理のルール）

・臨床研究に参加する対象者に、利益相反に関する情報を説明すること（※筆者注：公表のルール）

（日本医学会ＣＯＩ管理ガイドライン）

なお、ここで誤解しないでいただきたいのですが、申告すべき利益相反が存在していること自体が不正ということではありません。日本では、利益相反が存在すること自体が否定的に受け止められる傾向が見られます。利益相反を考えるときに覚えておいてほしいポイントは、「不正を取り締まるルールではない」「利益を得ること自体が不正ではない」ということです。

少し横道にそれましたが、重要なのは、利益相反があった場合、適切に「管理」「公表」することです。利益相反が存在していたとしても、適切に「管理」と「公表」がおこなわれていれば、社会への説明責任は十分に果たしていることになります。そのため最近では、医学系の学会発表や論文発表では利益相反の有無を公表することが義務付けられてきています。

一方、利益相反を適切に「管理」「公表」できていない場合、つまりルール違反に当たる場合は問題です。前述の例のように、「自分以外の誰かの利益のために情報発信しているはずの人が、実は自分の利益を得るために行動していた」となっては、その情報はいったい誰のためのものかわからなくなってしまいます。ですから、「大学教授」「医学博士」といった肩書による権威だけで情報を鵜呑みにせず、「この人は、どのような立場で情報を発信しているのだろうか」と、ちょっと立ち止まって疑ってみてください。もしかすると、「大学教授」「医学博士」の発言の中には、無責任で根拠のない、しかも自分の利益のための情報が含まれていることがあるかもしれません。

3 細胞や動物実験の意味について考える

細胞や動物の実験結果をもとに商品の宣伝をしている健康食品をよく目にします。また、新聞やテレビなどで細胞・動物実験の結果に関する報道を目にすることもあります。このような情報は、生活習慣の改善や治療法の選択にどの程度役に立つのでしょうか？

ポイント

・細胞や動物で効果があったからといって、人で効果があるとは限らない
・細胞や動物実験は、医薬品を開発するための基礎研究として必要不可欠
・細胞や動物実験に基づく健康・医療情報に対する向き合い方には注意が必要

突然ですが、ここでクイズです。ある日の新聞に「細胞の実験で抗がん効果が証明された」という報道記事があったとします。次に続く文章のうち、正しいのはどれでしょうか?

①ヒトの治療薬(抗がん剤)として有効である。
②ヒトの治療薬(抗がん剤)として有望である。
③ヒトの治療薬(抗がん剤)になる可能性がある。

答えは、

①×(明らかに間違い!)
②△(間違いではないけれど…)
③◯(現実に言えるのは、この程度)

です。なぜ、「③」が正解なのでしょうか? ここでは、医学研究における細胞や動物実験の位置付けや意味について考えます。

図2-3 新薬開発の特質（03〜07年の例）（文献4）

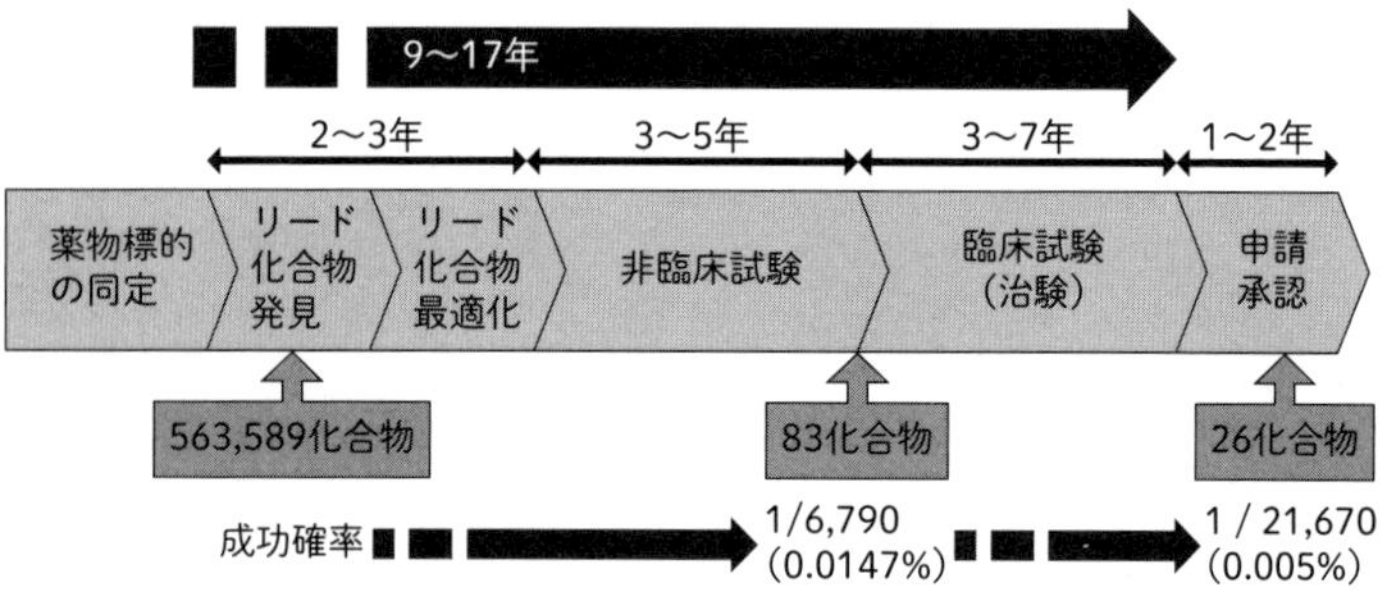

出典：てきすとぶっく　製薬産業2009

❶薬の候補となる物質が本当に薬になる確率は2万分の1

少し古いデータですが、図2-3は経済産業省技術戦略マップ２００９「バイオテクノロジー：創薬・診断分野」[4]からの抜粋です。図の下の方にある「成功確率」に注目してください。新しい薬の候補となる物質が見つかったとして、実際に医薬品になれる確率は「約２万分の１」となっています。つまり、薬の候補物質が２万個見つかっても、治療薬として医薬品になれるのは１個だけ。医薬品になるためのハードルは非常に高いということがわかります。ですから、先程のクイズで、細胞の実験で効果が確認されたとしてもヒトの治療薬となるかどうかは、その段階ではまだ「可能性がある」というのが精一杯ということになります。

図2-4 医薬品開発の実際のイメージ

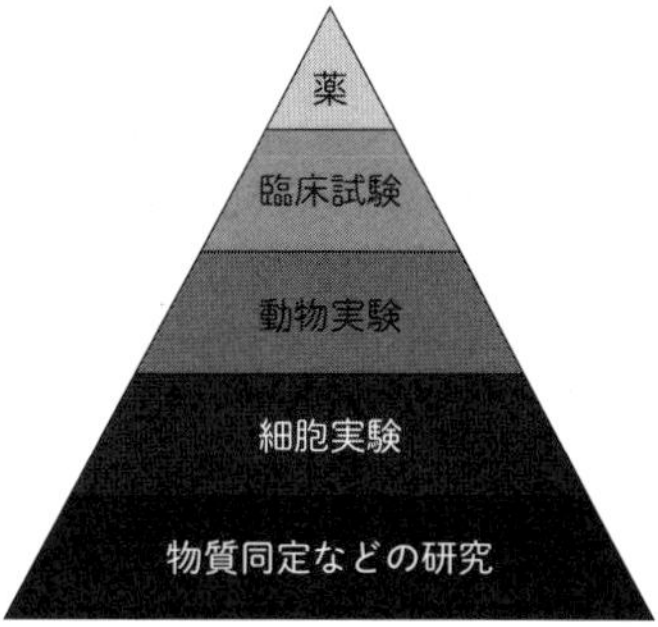

図2-5 効率的な医薬品開発のイメージ

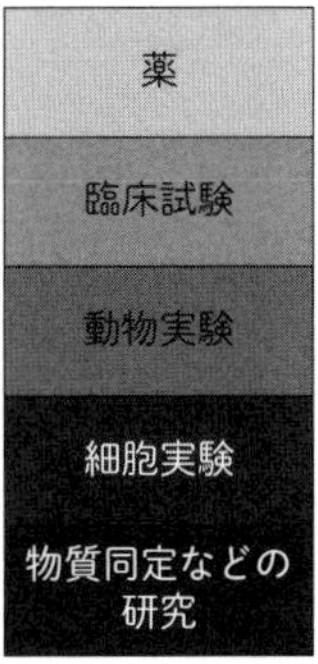

❷細胞や動物実験は無意味なのか？

前述した「約2万分の1」という数字は、宝くじのように、当たるも八卦当たらぬも八卦といった偶然のみが支配するものでは決してありません。研究者が日々の実験で得た知識や経験を積み重ねて得られた、血と汗と涙の結晶によるものです。

つまり、「物質同定などの研究」という土台があって、その研究成果をもとに「細胞実験」「動物実験」がおこなわれ、さらにその中から選りすぐりのものを「臨床試験」で検証し、最終的に有効性が確認されたものが「薬」となるのです（**図2-4**）。皆さんが病院や薬局で処方してもらう薬は、多くの研究成果を土台として成り立っているのです。ですから、細胞・動物実験などを無視することは、医学研究そのものを否定することになりかねません。

一方で、このような意見があるかもしれません。

「薬の候補物質が2万個見つかって、実際に薬になるのはたった1つ。もっとムダを省いて、効率よく開発できないのか?」図にするとこのようなイメージでしょうか（**図2-5**、前頁）。確かに理に適った考えですし、最近ではスーパーコンピュータや人工知能（AI）を用いて効率化を図る動きがありますが、残念ながら、このような医薬品開発はほぼ不可能です。繰り返しになりますが、「薬の候補物質が2万個見つかって、実際に薬になるのはたった1つ」という医学研究の現実の中で、果たして残りの1万9999個はムダだったのでしょうか? 日の目を見なかった1万9999個の実験結果は決してムダではなく、新薬開発にとって無用の用であり、一つひとつが欠けてはならない大切なものなのだと私は考えます。

❸細胞や動物実験をもとにした情報との向き合い方について考える

メディアの報道記事で、細胞や動物の実験であることをきちんと伝えていなかったり、結果の解釈が間違っていたりする場合があることも事実です。さらに、インターネットや雑誌、チラシの広告では、細胞や動物実験の「結果」のみを強調して、さも「新しい治療法が開発された!」と商品の宣伝に用いるようなケースを見ることもあります。

では、動物実験の結果をもとにした情報には、どのように向き合えばよいのでしょうか。例えば、「動物実験で難治性のがんに対する新薬の効果が確認された」という報道記事の場合で考えてみます。ちなみに、筆者が医師の立場で考えた場合、次のような感じになります。「まだ動物実験の結果しか得られていないし、患者さんに応用するのは随分先の話かな？　おそらく実用化は5～10年後ぐらいだろう」つまり、医療への実用可能性に思いを馳せるものの、現実的なタイムスパン（時間の幅や期間）を踏まえ、現時点での治療の選択肢に挙がることはまずありません。ですから、患者に治療法として提案することもありません。

しかし、難病に苦しんでいたり、病気の進行にともない治療の選択肢が限られた状況に置かれたりすると、細胞や動物実験の結果であっても、患者やその家族にとってはつい期待をしてしまうのも無理のないことだと思います。期待することを否定するわけではありませんが、細胞や動物実験の結果をそのまま治療の選択肢として取り上げるのは時期尚早である点をぜひ覚えておいてほしいと思います。

4　「科学的根拠（エビデンス）」ってなんだろう？

ここまで、「正確な情報とは」をテーマに、経験談・体験談、権威者の意見、細胞・動物実験の結果などを取り上げ、それぞれの情報としての信頼性の限界や問題点について解説してきました。
ここからは、科学的視点として重要な「再現性」や「普遍性」に焦点を当てて、情報の信頼性の見極め方について考えていきます。

ポイント

・ある治療法が効くかどうかの裏付けを科学的根拠（エビデンス）と言う
・科学的根拠（エビデンス）で重要なのは再現性・普遍性が担保されていること
・再現性や普遍性を見極めることで、情報の信頼性を知ることができる

医療現場において、治療方針などの意思決定の場面で判断材料となる情報を科学的根拠（エビデンス）と言います。科学的根拠は、ある治療法が病気に対して効果があるかどうかの裏付けと言い換えることができます。そして、科学的根拠を参考に、「臨床現場の状況・環境（具体的には、患者の病状や社会背景、医療アクセス環境など）」「医療者の技術・経験を含む専門性」「患者の意向・行動（価値観）」を踏まえ、よりよいケアに向けた意思決定をおこなうための行動指針が「科学的根拠に基づいた医療（Evidence-based Medicine：ＥＢＭ）」です（**図2-6**）。もしかすると初めて聞いた人がいるかも

図2−6 科学的根拠に基づいた医療（Evidence-based medicine: EBM）（文献5）

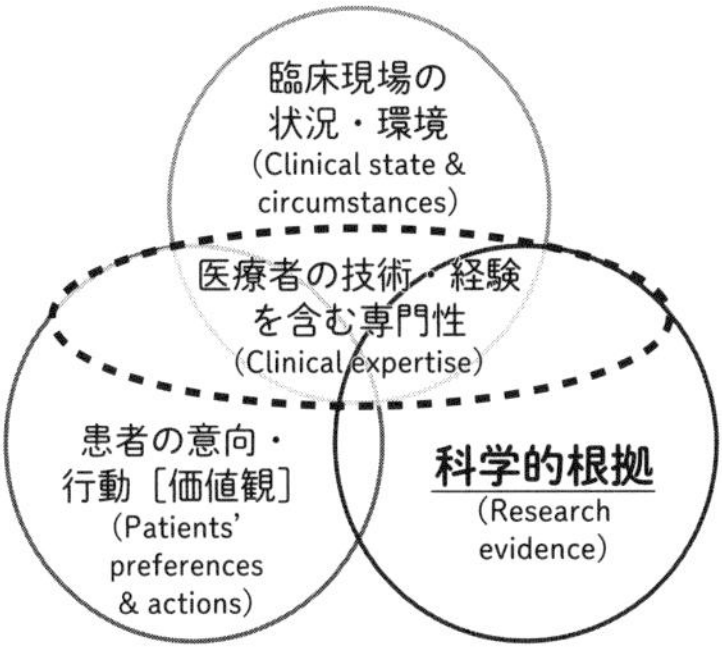

しれません。

では、そもそも「科学的根拠」の「科学」とは何でしょうか？　ここでは、科学的視点から情報の正確さや信頼性についてあらためて整理してみたいと思います。

❶「科学」で重要なのは再現性・普遍性

「科学」を辞書で引くと次のように書かれています。

> 自然や社会など世界の特定領域に関する法則的認識を目指す合理的知識の体系または探究の営み。実験や観察に基づく経験的実証性と論理的推論に基づく体系的整合性をその特徴とする。
>
> （『大辞林　第三版』）

法則を見出したり合理的な知識体系を確立したりするためには、常にそれが誰にでも再現できること、言い換えると再現性や普遍性が重要になります。そして、再現される事象を見極めることができれば、これから起こること、つまり未来が予測できるようになります。これが、科学が発展・発達してきた目的の1つです。

科学的根拠の話に戻ると、その情報に再現性や普遍性が保証されているかどうかを見極めることができれば、情報としての正確性・信頼性が自ずと明らかになります。では、「経験談・体験談」「権威者の意見」「細胞・動物実験の結果」について、未来をどれくらい正確に予測できるのか、自分にどれくらい当てはめることができるのかなどの再現性・普遍性を科学的視点から判定してみたいと思います。ここで使用する図は、筆者が大学での講義や講演会などで使うクイズとして用意しているものです。なお、注意点として、行為や行動そのものの是非ではなく、それぞれの図の吹き出しに示されている内容について、「情報としての正確性・信頼性が高いか・低いか」という視点で考えてみてください。

まずは、「経験談・体験談」です（**図2-7**）。経験談・体験談で問題になるのは、その人が過去の出来事を正確に覚えているかどうかという点です。人は都合のよいことばかりを覚えており、ときに記憶をすり替えてしまう習性ももち合わせています。これを専門用語で「思い出しバイアス（偏り）」と言います。

図2－7　経験談・体験談

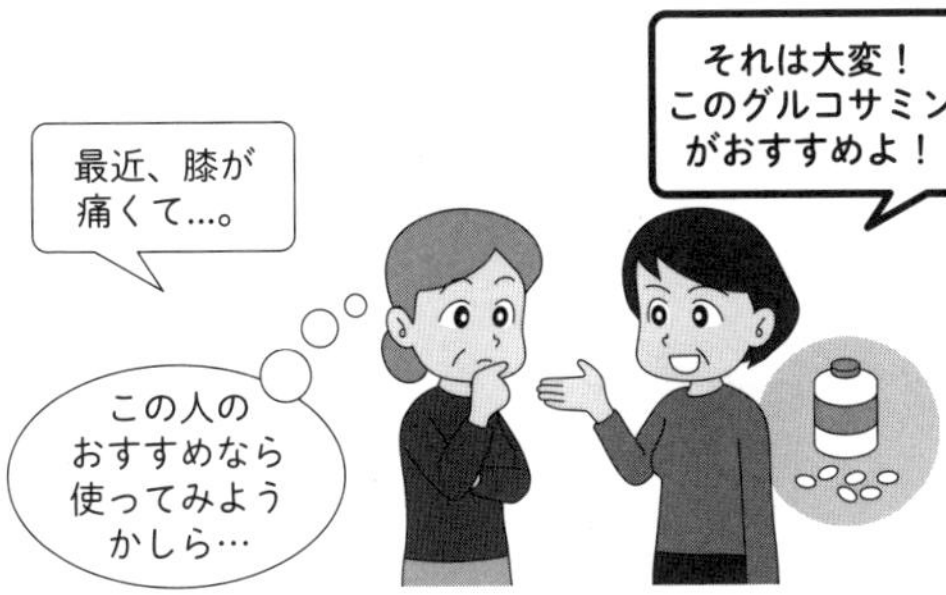
それは大変！
このグルコサミン
がおすすめよ！
最近、膝が
痛くて…。
この人の
おすすめなら
使ってみよう
かしら…

　また、そのサプリメントを利用したらたまたま偶然同じタイミングで症状が改善しただけなのかもしれません。「飲んだ、治った、だから効いた」という「3た」論法に注意が必要なのは、人はたまたま偶然起こった現象に対しても、そこに原因と結果という「因果関係」に結びつけてとらえてしまう傾向があることは先に説明しました。

　次に、「権威者の意見」です（図2-8、次頁）。こちらも、経験談・体験談と同様に、思い出しバイアスの可能性はもちろんあります。さらに気をつけておきたいのは、利益相反の問題です。もしかすると、図に登場したサプリメントの権威は、グルコサミンの会社から多額の出演料をこっそり受け取っているかもしれません。そうなると、都合のよい情報だけが表に出て、都合の悪い情報は隠されてしまう可能性が

図2−8 権威者の意見

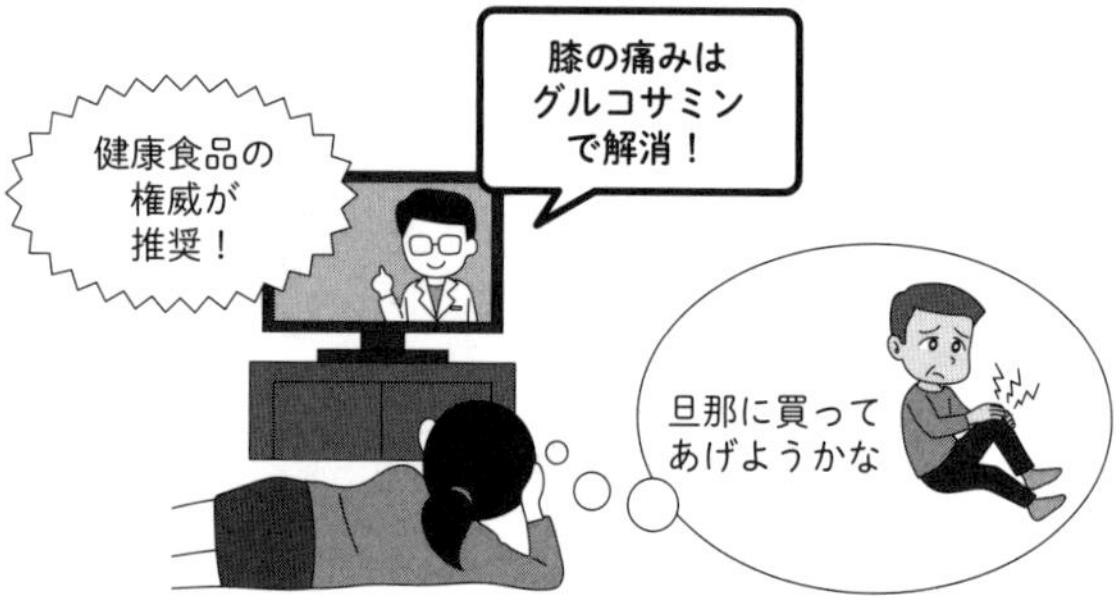
健康食品の
権威が
推奨！
膝の痛みは
グルコサミン
で解消！
旦那に買って
あげようかな

図2−9 細胞・動物実験の結果

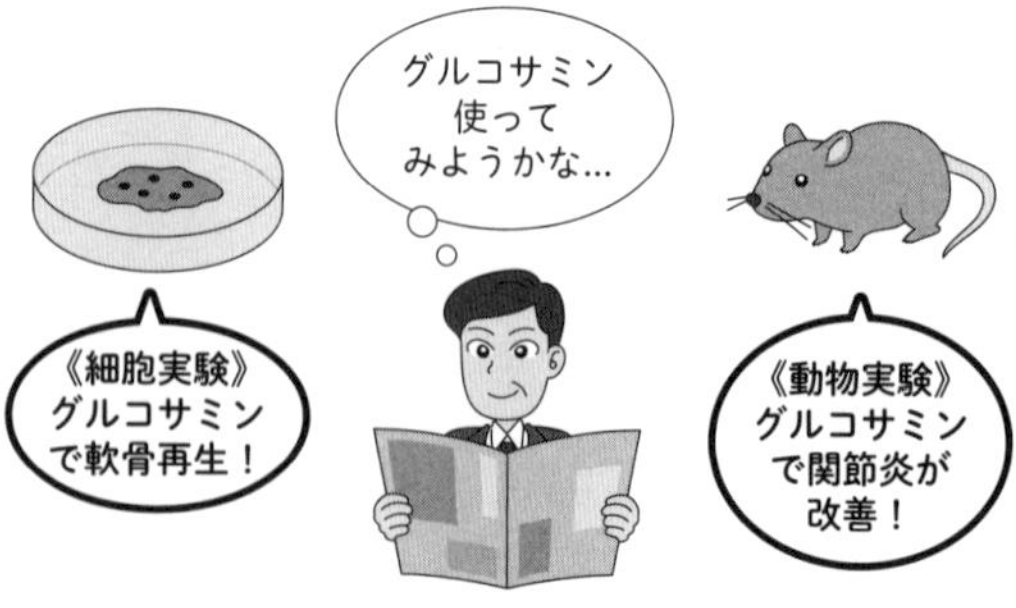
グルコサミン
使って
みようかな…
《細胞実験》
グルコサミン
で軟骨再生！
《動物実験》
グルコサミン
で関節炎が
改善！

否定できません（専門用語で「潜在的バイアス」と言います）。

そして、「細胞・動物実験の結果」です（図2-9）。細胞や動物を用いた実験は、医学研究において必要不可欠で、重要な位置付けにあることは間違いありませんが、細胞や動物で効果があったからといって人でも同様の効果があるとは限りません。細胞や動物の実験で有効性が示されても、人に効く「薬」になれる確率は数百～数千分の1です。言い換えると、薬になれる可能性は「偶然」レベルになってきます。

ここまでの内容を整理すると、「経験談・体験談」「権威者の意見」「細胞・動物実験の結果」は、科学的視点から評価するとバイアス（偏り）や偶然が入り込む余地が残されており、再現性や普遍性は低いと言わざるを得ません。つまり、人に効くかどうかという視点でとらえると、情報としての信頼性も低く見積もる必要があります。

❷情報には信頼性の高いものと低いものがあることを知る

「経験談・体験談」「権威者の意見」「細胞・動物実験の結果」も、情報であることは間違いありません。しかし、その信頼性について、人の病気に対する治療法として有効であるかという科学的視点から言えば、低いということになります。では、信頼性の高い情報とは、どのようなものでしょうか。

この章の冒頭でも説明したように、医学・医療の領域では、情報の信頼性が高いか低いかを判断する基準として、その情報がどのような研究デザイン（方法）で検証されたものなのかを確認することが有用とされています。**図2-1**（35頁）は情報の信頼性が高いものから順番に並べたものです。次章では、本章でまだ取り上げていない「症例報告」から「ランダム化比較試験」までの研究デザイン（方法）について解説していきます。

［引用・参考文献］

（1）大阪府「健康食品について」 http://www.pref.osaka.lg.jp/yakumu/kenkoushokuhin/index.html
東京都福祉保健局「健康食品の取扱について」 https://www.fukushihoken.metro.tokyo.lg.jp/kenkou/kenko_shokuhin/ken_syoku/

（2）消費者庁「健康食品に関する景品表示法及び健康増進法上の留意事項について」（平成28年6月30日）https://www.caa.go.jp/policies/policy/representation/fair_labeling/pdf/160630premiums_9.pdf

（3）Towler A, et al. Effects of trainer reputation and trainees' need for cognition on training outcomes. J Psychol. 140: 549-64, 2006.

（4）経済産業省技術戦略マップ2009「バイオテクノロジー：創薬・診断分野」

（5）Haynes RB, et al. Physicians' and patients' choices in evidence based practice. BMJ. 324: 1350, 2002.

第3章

人を対象とした研究であれば正確な情報なのか？

本章では、**図2-1**（35頁）で取り上げられているもののうち前章で触れなかった、人を対象とした研究である「症例報告」「観察研究」「ランダム化比較試験」について詳しく解説します。

1 「症例報告」の意味を考える

ポイント

- 症例報告は、新しい予防法・診断法・治療法の発見につながる可能性がある
- ただし、偏り（バイアス）や偶然が入り込む余地が大きく、厳密さに欠ける
- 「経験談」と「症例報告」は、まったく別のもの

「症例報告」は、「経験談・権威者の意見」「細胞・動物実験の結果」に比べると情報としての信頼性は高いものの、「偏り（バイアス）・偶然」が入り込む余地が大きく、全体の中では下位に位置付けられ、信頼性が十分高いとは言えません。

なお、症例報告とは、ある患者の診断や治療、その後の経過について詳しくまとめた報告のことです。類似の病態を示した患者の診断・治療の情報源として役立てられます。症例報告がきっかけとなって、新たに病気の原因や治療法が発見されることもあります。例えば、皆さんも聞いたことがあるヘリコバクター・ピロリ菌は、症例報告[1]によって、胃炎の原因の1つであることが突き止められました。しかも、この症例報告では、研究者自らがヘリコバクター・ピロリ菌を飲んで胃炎となった経過が報告されています。

症例報告と似た言葉に「ケースシリーズ」というものがありますが、両者に大きな違いはありません。一般的に、1症例（※類似する複数の症例のこともある）を評価したときが「症例報告」、複数の症例をとりまとめて評価したときが「ケースシリーズ」と分類されています。

ちなみに、民間療法や健康食品などの補完代替医療（手術や薬物療法など治療目的の医療を補ったり、その代わりにおこなわれる医療）の領域でも、「高濃度ビタミンC点滴療法を受けた患者のがんが縮小した[2]」「メシマコブを摂取した患者のがんが縮小した[3]」などのような症例報告があります。

しかしながら、症例報告やケースシリーズの情報のみで、その治療法に効果があると断言することはできません。症例報告の留意点や限界について考えてみましょう。

❶症例報告の「偏り（バイアス）・偶然」について考える

まず、「偏り（バイアス）」には、どのようなことが考えられるでしょうか。例えば、抗がん剤は、がんの種類はもちろん最近では患者の遺伝子のタイプによって治療効果が異なることがわかってきています。そうなると、症例報告で効果があったとされる治療法は、ある特別な背景（選択バイアス）や要因（交絡バイアス）がある人にだけ効果があり、別の人では効果が得られない可能性があります。症例報告の情報だけでは、その違いを判断することはできません。このような情報としての「偏り」がある可能性が、症例報告には常に残されています。

次に、「偶然」についてはどうでしょう。過去の調査で、がんは何の治療をおこなわなくても自然に消えてなくなるようなケースが、数は少ないですが一定の割合で存在することが知られています。[4・5] そうなると、症例報告による治療効果は、その治療による効果なのか単なる自然経過なのか区別することができません。もしかすると、その治療をおこなわなくても同じ経過をたどったのかもしれません。つまり、症例報告の情報には、「偶然」が入り込む余地があるのです。

さらに、他にも気をつけなければいけない点もあります。

❷「症例報告」の情報としての限界

症例報告は、「たった1症例」あるいは「わずか数症例」の治療経過の報告です。したがって、この「たった1症例」の症例報告の情報からは、その治療法を何人が受けて何人に効果が得られるのか、つまり割合（専門的には「奏効率」などと言います）はわかりません。例えば、100人が治療を受けて70人に効果がある治療法なのか、それとも10人にしか効果がない治療法なのか、症例報告からは判断することができないのです。例えが不謹慎かもしれませんが、当たりくじが何本入っているかわからないくじ引きのようなものです。ですから、治療法の選択を判断するときの情報としては、ちょっと不透明・不十分な気がします。

さらに、症例報告の場合、別の治療法の効果との比較がされていません。症例報告で取り上げられた治療法が、既存の抗がん剤治療や放射線治療などと比べて優れているのか劣っているのかの判断ができません。目新しい話題の治療法はメディアなどでニュースとして取り上げられることがありますが、「最新の治療＝最善・最良の治療」というわけではないのです。「最善・最良の治療」であることを立証するためには、既存の治療をおこなった人たちと比較して治療効果が上回っていなければなりません。

症例報告の利点と欠点についてまとめると次のようになります。

【利点】
・新しい予防法、診断法、治療法の発見につながる可能性がある
・研究としての手間は最も少ない（参加者［観察される人］の数は1人〜数人、研究期間［観察期間］も短い）

【欠点】
・かなり厳密さに欠ける（バイアスの影響は？　偶然の可能性は？）
・予防効果や治療効果の程度を割合などの数字で表すことができない
・既存の治療法と比較して治療効果が優れているのかどうかわからない

症例報告の研究価値が他の研究方法より劣るということではありません。ここで欠点として挙げた内容は、病気の予防法や治療法を選択する場合における判断基準（ものさし）としての情報の信頼性について、他の研究方法とは違いがあるということを述べているだけです。症例報告には、医学研究全体において、他の研究方法と違った価値や意味があります。例えば、普段よく使われている治療薬のあまり知られていなかった副作用に関する報告などは、たとえ「たった1症例」の情報であっても、リスクマネジメントの観点からは非常に重要な情報になります。

なお、ここまで読んでいただいた方の中には、第2章で紹介した「経験談」と「症例

報告」はどう違うのかよくわからないと思われている方もいるかもしれません。結論から言うと、「経験談」と「症例報告」はまったく異なるものです。経験談は、自分が経験したことを思い出しながら書きます。そうすると、思い違いや重要なことを忘れてしまっている可能性があります。一方、症例報告は病院に保管されているカルテに記載された診療情報をもとに作成されるので、「思い出して書く」ということは基本的にはありません。さらに、論文として発表された症例報告は、その領域の第三者的立場の専門家が厳しく批評を加えてそれに応えることができたものだけが報告されています。ですから、「経験談」と「症例報告」は、一見似ていて実はまったく異なるものなのです。

2 比べることは、なぜ重要か？　症例・対照研究

ポイント

- 症例・対照研究は、病気の予防や原因を探索するために有用
- 対照群があるため統計的に比較検討ができる
- さまざまなバイアスの影響の可能性があるため注意が必要

先に紹介した「症例報告」は、ある患者の診断や治療、その後の経過について詳しくまとめたもので、新しい病気の診断法や治療法の発見につながる重要な研究方法である一方、情報としての欠点に「偏り（バイアス）」や「偶然」の入り込む余地があることを指摘しました。さらに、症例報告の情報だけでは、その治療法を何人受けたら何人に効果があるのか評価することができません。また、比較する「対照群」がないため、既存の治療法と比べて優れているのかどうかも、症例報告の情報からは判断できません。

❶「対照群」は、なぜ必要なのか？

では、なぜ比較する対照群が必要なのでしょうか。次のような場合を例に考えてみましょう（注：架空の話です）。

【大腸がんの予防に食物繊維？】

食物繊維は、人の腸をきれいにして大腸がん予防によいと言われています。裏を返せば、大腸がんになってしまった人は、食物繊維の摂取量が少ない可能性があります。そこで、食物繊維に大腸がんを予防する効果があるのか調べるため、大腸がん患者100名に食事調査をおこないました。その結果、100名の食物繊維摂取量の平均値は、1日あたり10gでした。

図3-1　症例・対照研究のイメージ

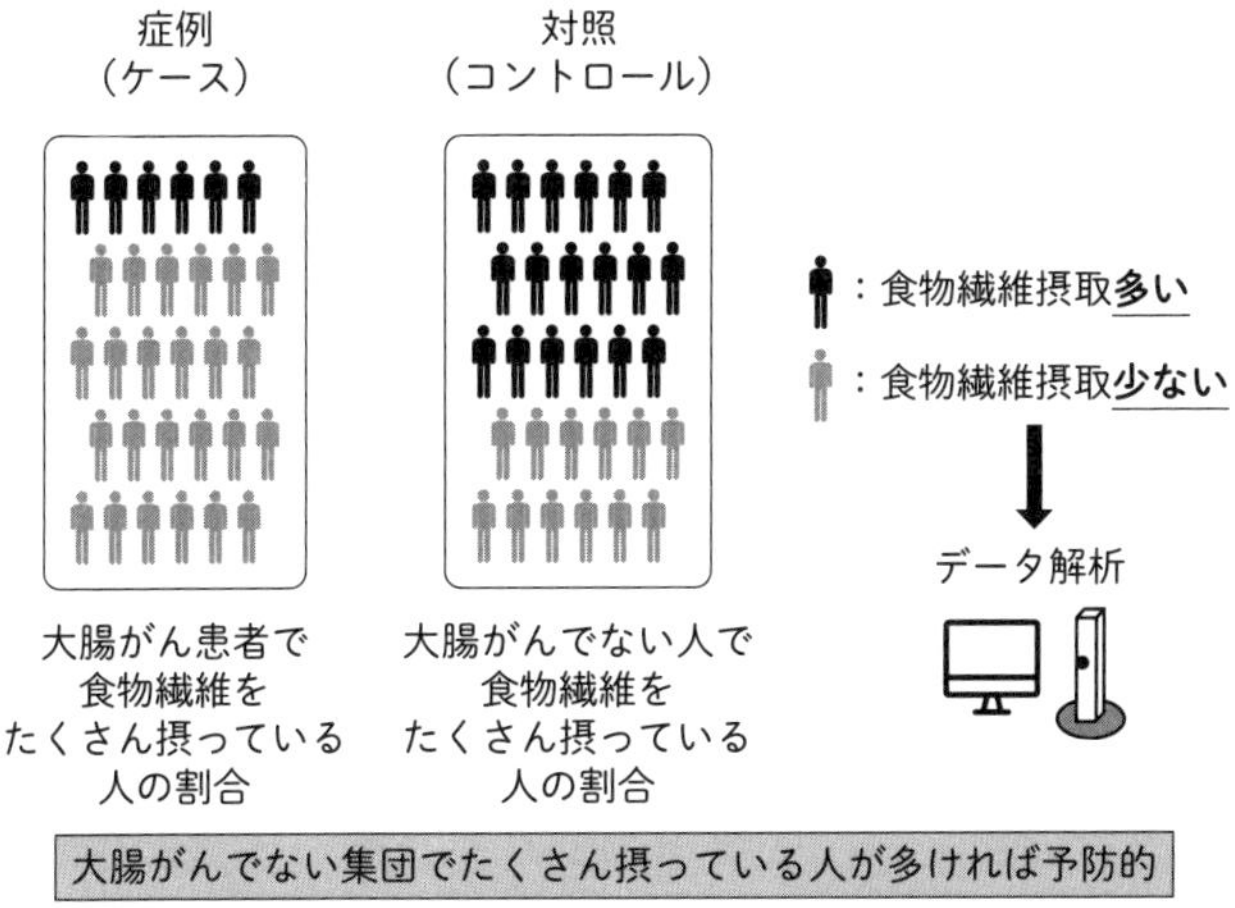

果たして、この「10g」という数字は少ないのでしょうか、それとも多いのでしょうか？　大腸がん患者とは別の比較する「対照」がないと、少ないのか多いのか判断できません。

そこで重要なのが比較するための「対照群」です。「大腸がんになっていない人」を対照群として設定し、食物繊維の摂取量を調べてみてはどうでしょうか。その結果、「大腸がんになっている人」（症例群）と「大腸がんになっていない人」（対照群）の食物繊維の摂取量を比較して、「大腸がんになっていない人」（対照群）の摂取量が多ければ、「食物繊維は大腸がん予防に効果あり」と言える可能性が出てきます（図3-1）。

このような研究方法を、「症例・対照研究」と言います。教科書的には「疾病の有無などにより選択した集団に対し、過去にさかのぼって生活習慣などの要因を調べ、疾病発症との関連性を明らかにする研究」とされています。「症例＝ケース」「対照＝コントロール」ということで、「ケース・コントロール研究」と呼ばれることもあります。

❷症例・対照研究をもとにした情報で気をつけなければいけないこと

では、症例・対照研究の情報に「落とし穴」はないのでしょうか。最も気をつけなければならないのは「バイアス」です。バイアスとは、研究結果に「偏り」を生じさせ、本来の姿を歪めるものです。バイアスには、大きく「選択バイアス」「測定バイアス」「交絡バイアス」の3つがあります。

「選択バイアス」とは、症例群、対照群ともに対象者の選び方に偏りがあるために歪んだ結果を導く誤りです。例えば、「症例群は女性ばかり、対照群は男性ばかり」「症例群は高齢者ばかり、対照群は若年者ばかり」といった場合などです。

「測定バイアス」とは、情報の取り違えや調査方法が不十分なために、集めるデータが偏ってしまい歪んだ結果を導く誤りで、「情報バイアス」とも言います。例えば、次のようなことが考えられます。「現在摂っている食物繊維の量は病気になる前の量と同じか？（病気によって食習慣を意識的に変えたり、そもそも病気が原因で食習慣を変え

図3－2　交絡バイアス

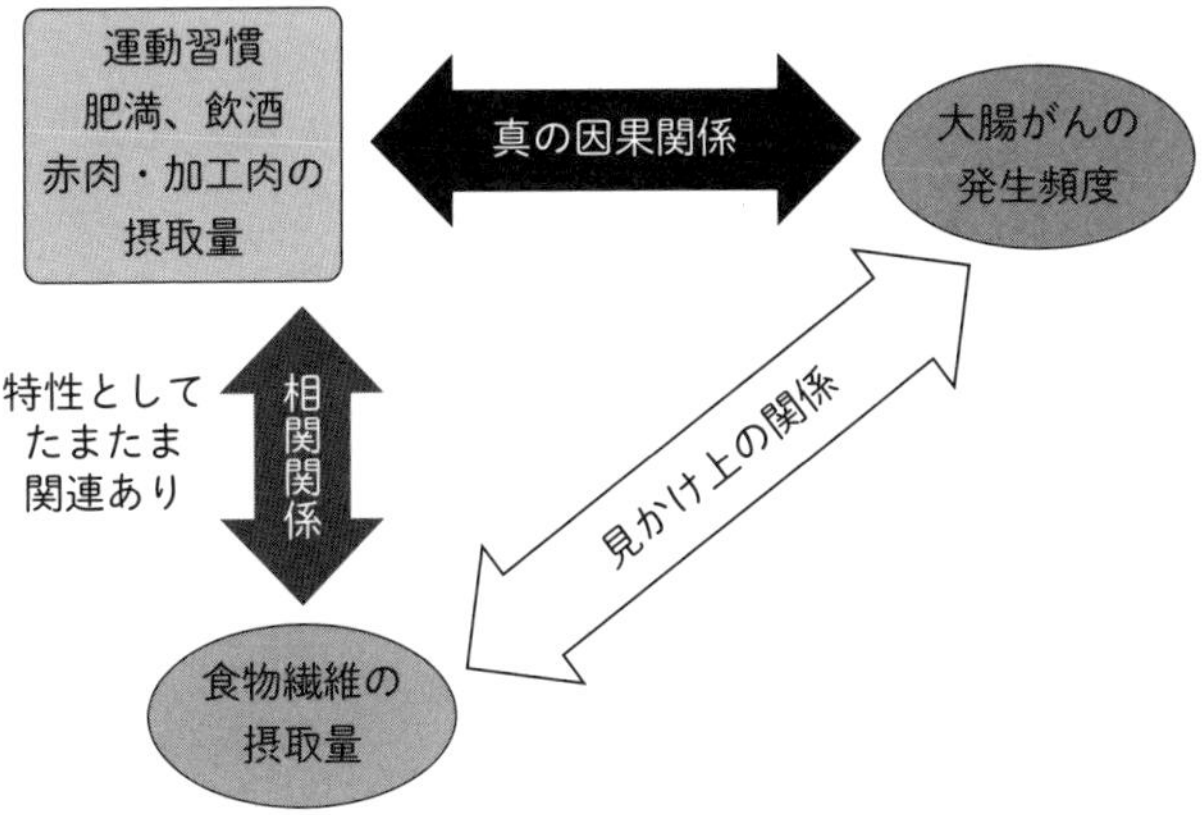

ざるを得なくなる人もいます）」「昔のことを聞いても正確に思い出せるか？（「1か月前のこの日に何を食べていたか？」と質問されても即座に答えられないように、人の記憶は曖昧です）」「病気にかかっている人とそうでない人で記憶は同じか？（病気の人ほど、病気になったことで食物繊維のことを熱心に思い出し多めに見積もる、あるいは病気になったのだから食物繊維が少なかったはずだと思い込むなどの可能性があります）」といったものがあります。

「交絡バイアス」とは、交絡因子（第三の因子）による影響で歪んだ結果を導く誤りです（**図3-2**）。例えば、「大腸がん」の予防や発症に影響を及ぼしている因子としては、これまでの研究結果により予防によいとされる「運動習慣」や、逆に発症リスクとされる「肥満」「飲酒」「赤肉・加工肉の摂取」などがあります。今回、架空の話で取り上げた「食物繊維」は、表向き関係性が認められたとしても、実はその裏で他の「隠れた真の原因」があるかもしれません。

ですから、これらのバイアスの影響を踏まえると、症例・対照研究の研究結果をもとにした情報は、必ずしも厳密とは言えないこともあり、少し注意深く吟味しなければなりません。

また、症例・対照研究は、ある病気にかかった人（症例）とその病気にかかっていない人（対照）とを比較検討する研究方法ですので、その調査対象となった1つの病気のことしか調べることができないという弱点・短所があります。前述の大腸がんに関する症例・対照研究では、大腸がんに関することしか調べることができず、胃がんや肺がんのことを調べようと思ったら、あらためて別の症例・対照研究を実施しなければなりません。

とはいえ、症例・対照研究は、症例報告とは違い比較検討できる対照群があるため、症例群が対照群と比べて「『何倍』病気にかかるリスクが高い」というように、そのリスクの大きさなどを数字で表すことができます。一方、症例報告は、リスクの大きさや治療の効果を数字で表すことができませんので、具体的な影響や効果の程度を知ることができるという点で、症例・対照研究による情報の信頼性は高いと言えます。

なお、一般的に症例・対照研究は、観察する人の数は数百人規模で実施されます。また、研究の手間を考えると、症例群と対照群にそれぞれアンケート調査をしたりカルテの情報を調べたりするだけですので、比較的短期間で研究を終えることができます。一方、次に紹介する「コホート研究」は、観察する人の数は数千人～数万人規模になり、観察期間も数年間、場合によっては10年～20年間にわたって調査を続けなければ研究を終えることができません。比較的手間をかけずに研究を実施できる点は、症例・対照研究のメリットと言えるかもしれません。

以下に、症例・対照研究の利点と欠点についてまとめます。

【利点】

・対照群（コントロール群）がある
・予防効果や治療効果の程度を割合などの数字で表すことが（一応）できる
・既存の予防法や治療法と比較して効果が優れているのかどうか（一応）わかる
・手間も比較的少ない（参加者［観察される人］の数は数百人、研究期間［観察期間］も短い）

【欠点】

・かなり厳密さに欠ける：バイアスの問題

・1つの研究で1つの病気しか調べられない

補足ですが、2019年に厚生労働省が発表した「日本人の食事摂取基準」では、食物繊維の目標量は以下の通りです。男性（18～64歳）：1日あたり21g以上（65歳以上は20g以上）、女性（18～64歳）：1日あたり18g以上（65歳以上は17g以上）。なお、「理想的には24g／日以上、できれば14g／1000kcal以上を目標量とすべきである」とも記載されていますので、本書が皆さんの食生活を見直すきっかけになれば幸いです。

3 相関関係と因果関係の違いに注意　コホート研究

「症例報告」や「症例・対照研究」は、現在から過去の情報を調査し検証する研究方法です。そのため、バイアスや偶然の入り込む余地があることを指摘しました。その欠点を克服する1つの解決策として、過去の情報を掘り起こすのではなく、未来に向かって精度の高い情報を収集していくことが考えられます。ここでは、調査方法が「現在」から「未来」に向かう「コホート研究」について取り上げます。

ポイント

・コホート研究は、特定の因子と病気の発生との関連を調べる比較的優れた方法
・特定の因子と病気の発生の時間的前後関係がわかるため、因果関係を推論しやすい
・多くの労力や費用が必要で時間もかかり、稀な疾患の研究には向かない

まず、これまでに紹介した研究デザイン（方法）をおさらいしましょう。病気の経過を観察したり治療の効果や影響を調べたりする「観察研究」のうち、ある患者の診断や治療、その後の経過についてカルテなどの過去の情報を参考に詳しくまとめたのが「症例報告」です。症例報告は、新たな病気の診断法や治療法の発見においてとても重要な研究方法です。しかし、情報としての欠点として対照群がないことを指摘しました。例えば「健康食品を摂取したらがんが消えた」といった情報は、その健康食品を利用しなかった場合はどうなるのか、標準治療である抗がん剤治療や放射線治療をした場合と比べて治療効果はどうなのかはわかりません。つまり、対照となる人たち（＝対照群）と比較してみなければ、それが本当に優れた治療法なのか判断できないのです。

そこで、対照群と比較するための研究方法として「症例・対照研究」があります。ただ、この研究方法の欠点は「偏り（バイアス）」が入り込みやすいことでした。研究の

対象者の選び方における偏り（選択バイアス）、データを集める際における人間の記憶違いや心理的影響（測定バイアス）、交絡因子（第三の因子）の存在（交絡バイアス）などが研究結果に影響を与える可能性があります。

これらの問題を解決するためにはどうしたらよいのでしょうか。問題の原因の1つに、症例報告、症例・対照研究では、現時点から「過去」の情報を収集して解析することがあります。そこで、時間軸を逆にとって、現時点の情報を収集して「未来」に向かって追跡調査すれば解決できるかもしれません。このような研究方法が「コホート研究」です。

❶時間軸に注目することの重要性

コホート研究の定義は、一般的に「特定の要因の有無により選択した集団を追跡して予後を調べ、要因との関連性を明らかにする研究」とされています。ちなみに、「コホート」とは、古代ローマにおける歩兵隊の一単位とされています。医学研究では、共通の因子や特性をもった人間集団を「コホート」と呼んでいます。

それでは、症例・対照研究とコホート研究の違いは、具体的にはどのようなものなのでしょうか。先ほど架空の話として紹介した「大腸がんの予防に食物繊維？」を例に比較してみましょう。症例・対照研究は、ある時点において起こってしまった過去のこと

図3-3 コホート研究のイメージ

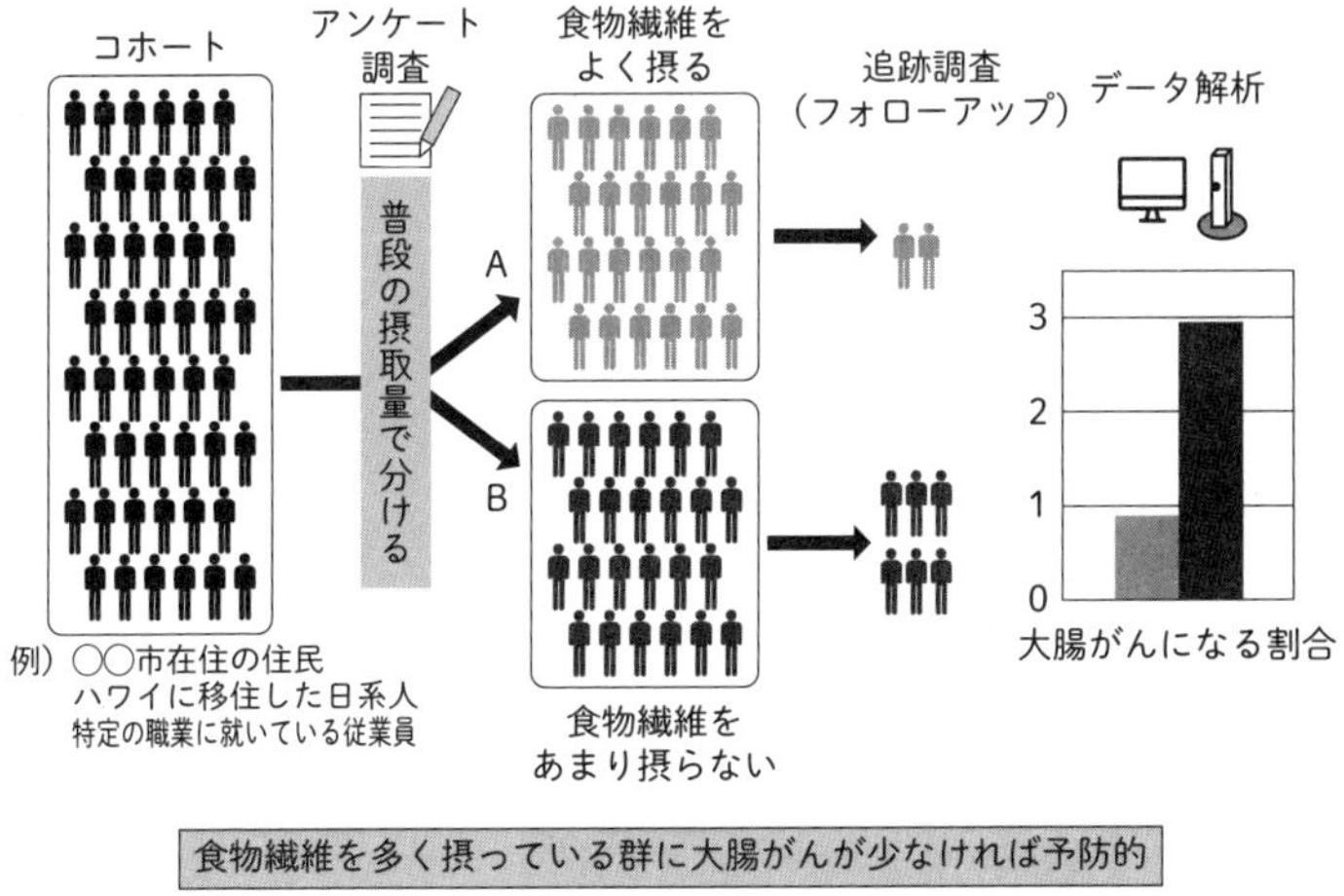

を解析するものです。「大腸がんの予防に食物繊維が有効か」を確かめるには、まず「大腸がん患者」（症例）の中に食物繊維をたくさん摂っている人がどれくらいいるかを調べます。さらに比較のために、「大腸がんになっていない人」（対照）で食物繊維をたくさん摂っている人の割合を調べます（**図3-1**、69頁）。その結果、「大腸がんになっていない人」の摂取量が多ければ、「食物繊維は大腸がん予防に効果あり」と言える可能性があります。

一方、コホート研究は、これから起きる未来の事象を追跡して解析するものです。例えば、「〇〇市在住の住民」（コホート）を、普段の食物繊維の摂取量で、「食物繊維をよく摂る」群と

「あまり摂らない」群に分け、それぞれを追跡調査し、大腸がんになる割合を比べます（図3-3、前頁）。その結果、「食物繊維を多く摂っている」群に大腸がんが少なければ、「予防的」だと言えます。これを学術的には、

・症例・対照研究　＝　ある時点での調査　＝　横断研究
・コホート研究　＝　時間の経過を追跡して調査　＝　縦断研究

とも言います（横断研究は、ある一時点で時間の断面を切り取って、2つの出来事の関連をみるので「断面調査」と言うこともあります）。

コホート研究（縦断研究）の最大の利点は、関連を調べようとしている2つの出来事（例：「食物繊維の摂取量」と「大腸がんの発生頻度」）の時間的な前後関係（順序）がわかるということです。症例・対照研究では、関連を調べようとしている2つの出来事を同時に調べるので、その時間的な前後関係がわかりません。つまり、2つの出来事のうちどちらが「原因」でどちらが「結果」なのか、症例・対照研究ではわからないのです。「大腸がんの予防に食物繊維？」を例に挙げると、「大腸がんになった人は、食物繊維を摂る量が少なかったからがんになった」と当然の事実のように説明してきましたが、もしかすると、「大腸がんになった人は、がんのために腸が詰まり気味になり食物繊維

を損ることができなかった」とも言うことができ、原因と結果が入れ替わってしまう可能性も考えられます。

ここで強調しておきたい点は、統計学的に「相関関係」が認められたからといって、それが原因と結果といった「因果関係」があることを意味しているわけではないということです。

❷相関関係と因果関係の違いに注意！

では、相関関係と因果関係はどう違うのでしょうか。相関関係とは、一方の変数が変化するにつれ他方の変数が同時に変化する関係を言います。これに対し、因果関係とは、一方の変数が他方の変数の変化を引き起こす原因と結果の関係を言います。相関関係と因果関係の違いについて、身近な例で考えてみましょう。

図3-4（次頁）を見てください。これは、日本人女性の平均寿命と日本の一般家庭に普及したある家電製品の普及率の関係を、年代ごとにプロットしたものです。グラフが右肩上がりになっています。つまり、ある家電製品の普及率が高くなるのにともなって、平均寿命がのびている相関関係のグラフです。昭和40～50年代にかけて、女性が長生きできる秘密が隠された家電製品が日本で普及したのでしょうか。この期間に普及したのは、いったいどのような家電製品なのでしょう？

図3－4 日本人女性の平均寿命に影響したものは？

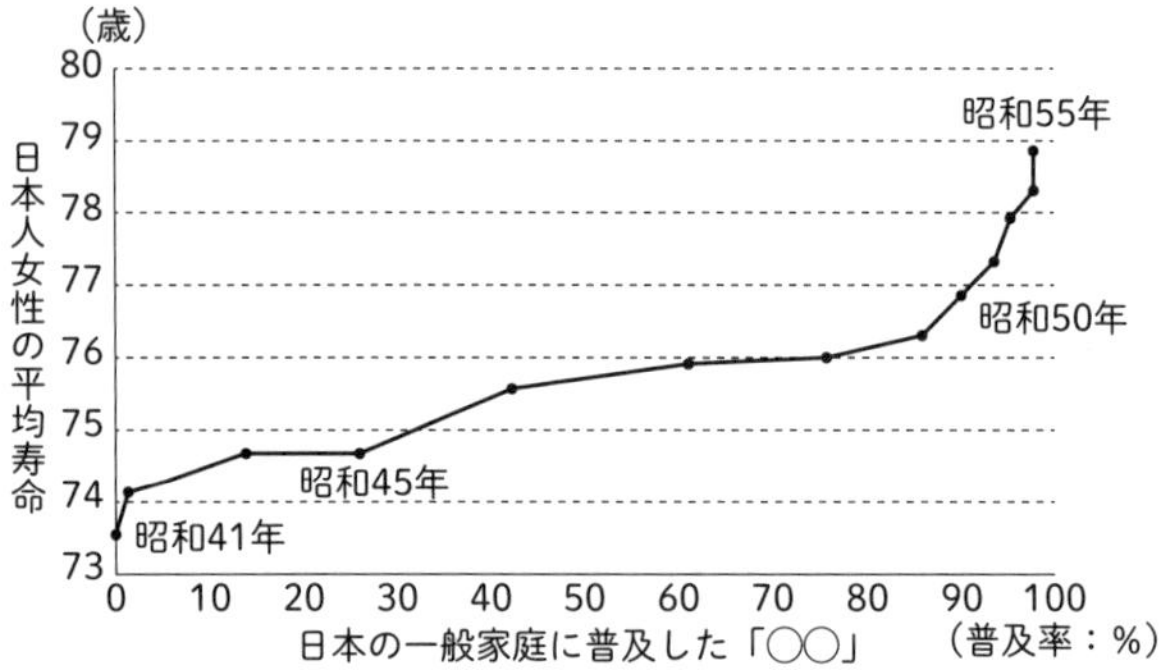

もったいぶってしまいましたが、実は、この家電製品は「カラーテレビ」です（厚生労働省や内閣府が発表しているデータから作成してみました）。とはいえ、カラーテレビが人間の寿命に影響を与えるとは考えにくいですよね。このように、相関関係があっても因果関係はない、ということはよくあります。ですが、人間の脳は、このような相関関係のグラフを見るとついついそこに意味付けをして、原因と結果といった因果関係を見出そうとするクセがあるので要注意です。

「カラーテレビと平均寿命」の関係と同じように、因果関係はないのに強い相関関係がある事例ばかりを集めた面白いウェブサイトもあります（spurious correlation［擬似相関］：https://www.tylervigen.com/spurious-correlations）。このサイトでは、例えば「米国における科学研究予算額は、首吊り自殺の件数と相関している」「プールで溺

【欠点】

・少し厳密さに欠ける（交絡バイアス）

・多くの手間がかかる（多くの参加者が必要［通常、数万人～数十万人］、多くの研究費が必要、研究を開始して結果を得るまでに時間がかかる［予防効果の場合、10年～20年］）

・稀な疾患には向いていない

ここで知っておいてほしいこととして、医学・医療の分野では、相関関係が明らかとなっても因果関係まで明らかになっていない、あるいは因果関係があるかと思っていたら後から否定されたというケースが、案外、多くあるという事実です。

巷には「○○をすれば病気は治る」「○○を食べると病気になる」という断定的な情報があふれていますが、「その文脈（相関関係）は、本当に原因と結果（因果関係）と言えるのか？」と情報を鵜呑みにせず、ちょっと疑ってみる「健全な懐疑主義」が大切です。「健全な懐疑主義」が、バランスのとれた理解につながるものと個人的には考えます。

なお、因果関係を主張したものすべてを「間違いだ！」と決めつけているわけではありません。「相関関係があっても、それは直ちに因果関係があるということを意味しているわけではない」ということが、お伝えしたいメッセージだと理解してもらえたらと思います。

4 「ランダム化比較試験」を知っていますか？

医学・医療情報の信頼性を判断する際の基準として、これまでいくつかの研究デザイン（方法）を紹介してきましたが、ここでは、最も信頼性が高いと言われている方法について取り上げます。「ランダム化比較試験」と呼ばれるものです。

ポイント

- ランダム化比較試験の結果は最も信頼性が高い
- ランダム化比較試験を実施するには多くの手間（人、時間、研究費）がかかる
- 「害のあるリスク」について介入する試験は実施できない

コホート研究で残された問題点の1つに「交絡バイアス」がありました。「交絡バイ

アス」とは、交絡因子（第三の因子）による影響で歪んだ結果を導く誤りのことです。例えば、「食物繊維の摂取量」と「大腸がんの発生頻度」に関係性が認められたとしても、実はその裏で他の「隠れた真の原因」があるかもしれません。これまでの研究結果では、大腸がんの予防や発症に影響を及ぼしている因子として、予防に効果的とされる「運動習慣」や、逆に発症リスクとされる「肥満」「飲酒」「赤肉・加工肉の摂取」などが明らかになっています。これらの第三の因子である交絡バイアスの問題を解決するためには、どうしたらよいのでしょうか。

その1つの方法として、「関連性を調べようとしている因子（予防法や治療法など）」を実施するグループと、実施しないグループとに対象者を振り分けて、その結果を比較する手法があります。ポイントは、比較するグループ間では「関連性を調べようとしている因子」のみが異なり、その他のさまざまな因子はグループ間で均等であるという点です。その結果、交絡バイアスの影響を少なくしようという解決策です。このような研究方法が、「比較試験」です。研究のために、対象者に対してある意味で強制的に治療内容や生活習慣を操作（コントロール）することから、「介入試験」とも言います。

対象となる集団を複数（2群以上）のグループに分ける際に、ランダムに振り分けするものをランダム化比較試験、ランダムに振り分けをしないものをランダム比較しない試験（非ランダム化比較試験）と区別することができます。

図3－5　ランダム化

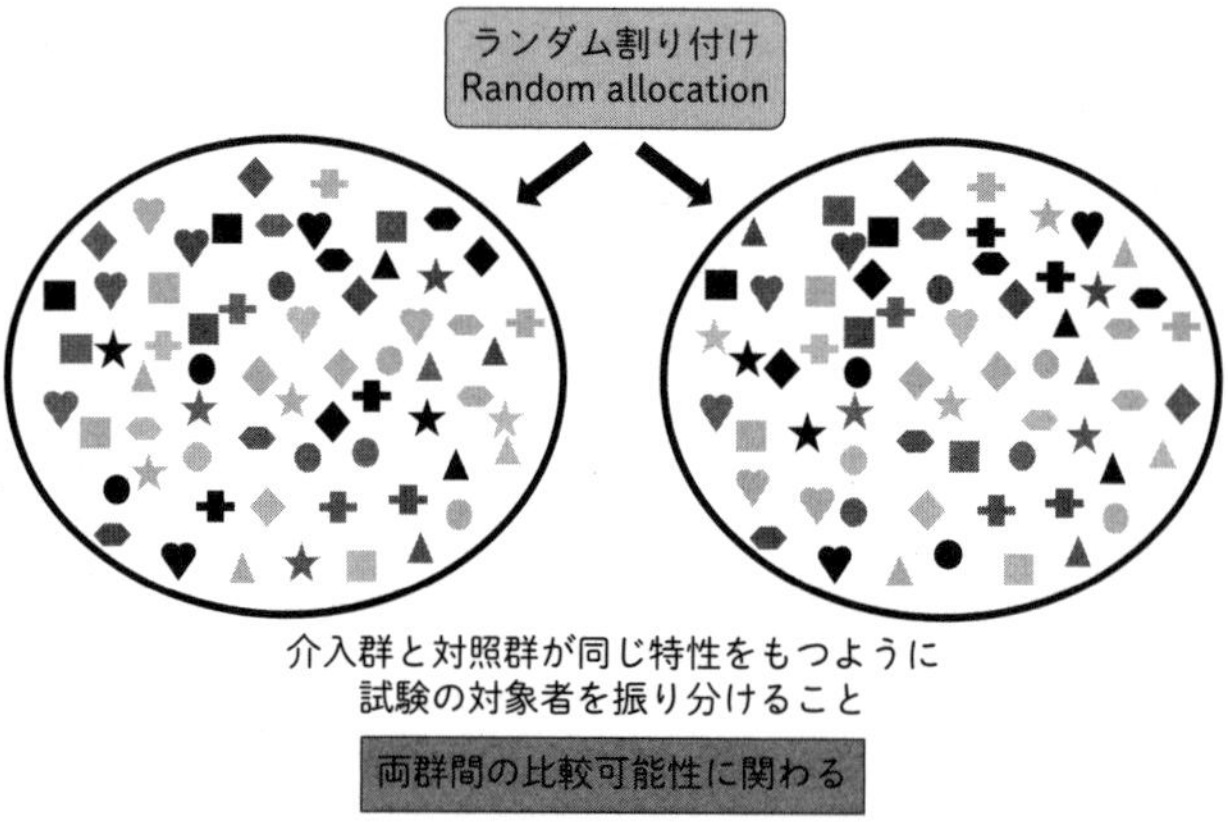
ランダム割り付け
Random allocation
介入群と対照群が同じ特性をもつように
試験の対象者を振り分けること
両群間の比較可能性に関わる

「ランダム化」について、少し補足説明します。「ランダム」とは、日本語で「無作為」と訳します。つまり、人為的な操作が入り込まないということを意味しています。例えば、通常、サイコロの目の数字の出現確率は均等です。介入試験においても、各群において、年齢、性別、病気の進行度、合併症の有無などの特性が均等であることが重要になります（図3-5）。

なぜ、介入試験で対象となる集団を複数のグループに振り分ける際に、ランダム化が重要なのでしょうか。研究者の立場からすると、少しでも効きそうな人に自分たちが確かめたい治療法や予防法を実施して、少しでもよい成績を出したいというのが心情だと思います。例えば、ある治療法の効果を試したい場合に、「若くて元気な人＝

図3－6　ランダム化比較試験のイメージ

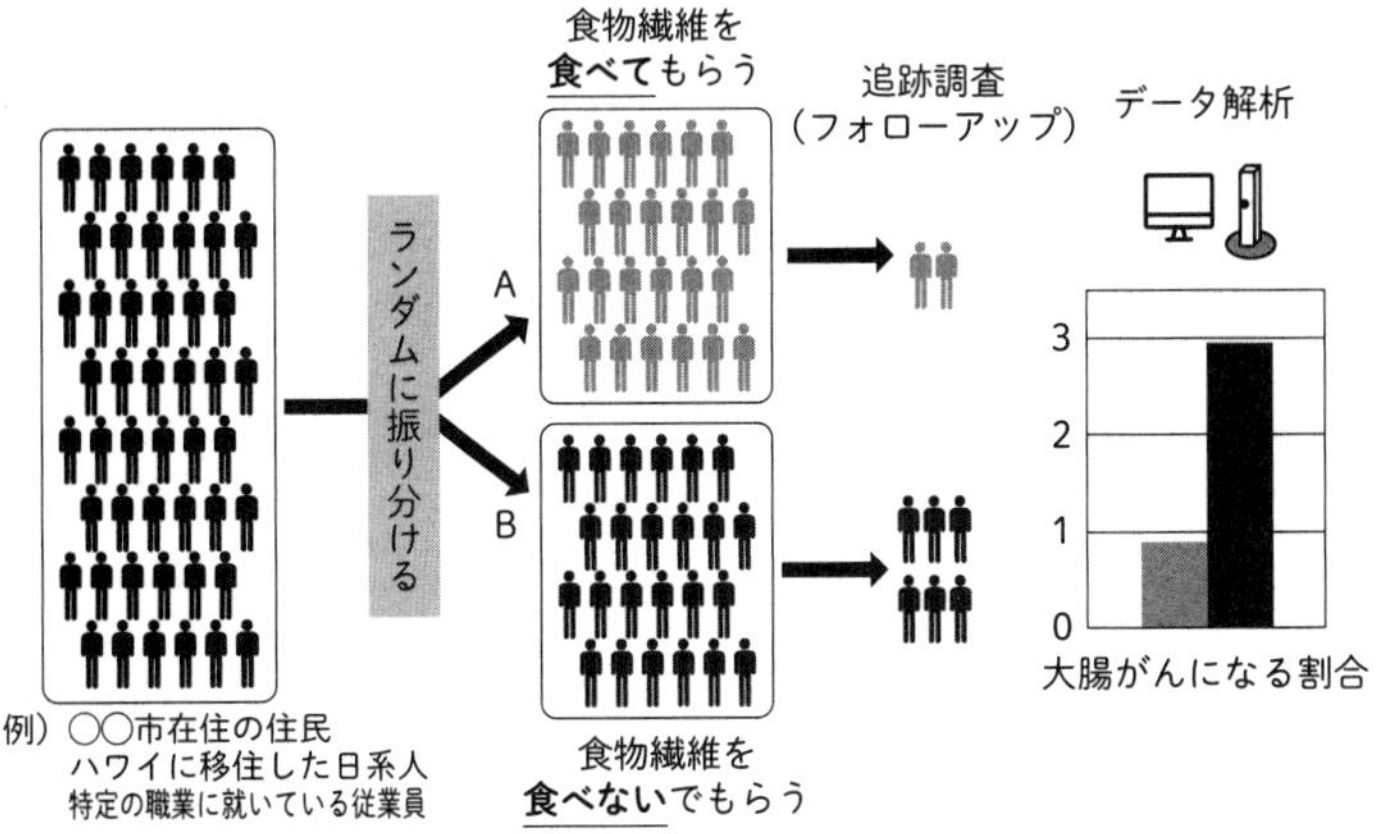

治療成績はよい」「高齢でさまざまな病気を抱えている人＝治療成績は悪い」というのは容易に想像できます。ですから、この「研究者の心情」は、先ほどのサイコロの話で言えば「人為的」「作為的」「イカサマ」ということになってしまいます。つまり、これまで繰り返し説明してきた、研究の結果に歪みを与えてしまう「バイアス」にほかなりません。

そこで、介入群と対照群が同じ特性をもつように試験の対象者を振り分けることが重要になります。そのため、対象者となる集団を「ランダム」に振り分ける「ランダム化比較試験」（**図3-6**）の方がバイアスの入る余地が少なくなり、「非ランダム化比較試験」

より情報の信頼性が高いのです。これは、科学で最も重要な「再現性・普遍性」を保つために重要な仕組みでもあります（すべての研究者が臨床試験の際にイカサマ行為をするというわけではありません。あくまで、イカサマ行為がおこなわれてしまう可能性が残っている状況・状態を回避することが目的です）。

では、「ランダム化比較試験」と「コホート研究」の違いについて、これまで架空の話として紹介した「大腸がんの予防に食物繊維？」を例に比較してみましょう（図3-3および図3-6）。コホート研究はある時点での食物繊維の摂取量を調査するだけ（介入なし）であるのに対し、比較試験はある時点から食物繊維の摂取量を操作する（介入あり）という違いがあります。これを学術的には、

・コホート研究　＝　対象者の経過を観察　＝　観察研究
・比較試験　＝　対象者に操作（介入）　＝　介入研究

とも言います（「症例報告・ケースシリーズ」「症例・対照研究」も観察研究です）。コホート研究も比較試験（介入研究）も、関連を調べようとしている出来事（例：「食物繊維の摂取量」と「大腸がんの頻度」）の時間的な前後関係（順序）は明らかなので、原因と結果の関係を推論しやすくなります。さらに、比較試験（介入研究）の最大の利

点として、ある集団に対して、関連を調べようとしている因子（例：食物繊維の摂取量）のみを強制的に操作することで、その関連性がより原因と結果の関係（因果関係）に近づきます。つまり、交絡バイアスの影響が少なくなります。

ただ、「タバコ」など害のあるリスクを対象者に強制することはできないため、タバコの発がんリスクをランダム化比較試験で検証することはできません。また、あれもこれもと多くの介入をおこなうことも現実的には不可能です。

以下に、比較試験（特に、ランダム化比較試験）の利点と欠点をまとめます。

【利点】
・予防効果や治療効果の程度を数字で表すことができる
・既存の予防法や治療法と比較して効果が優れているのかどうかがわかる
・関係を調べようとしている2つの出来事の発生順序がわかる（コホート研究と同じ）
・測定バイアスは少ない（コホート研究と同じ）
・交絡バイアスは少ない（コホート研究より優れている点）

【欠点】
・多くの手間（参加者・研究費・時間）がかかる
・介入する操作（生活習慣など）を強制することが無理な場合もある（リスクがある

かどうかを調べたい場合、例えばタバコを強制するのは不可能)
・一度に多くの操作(生活習慣など)を同時におこなうのは困難

5 「食物繊維は大腸がん予防に有効か?」を深読みしてみる

ここまで、情報の信頼性を判断するための研究デザイン(方法)について解説してきました。そのまとめとしてここでは、「食物繊維が大腸がん予防に有効かどうか」を検証した研究結果に関して、それぞれの研究デザインに沿って紹介したいと思います。

ポイント

・医学研究は、基礎研究からはじまり観察研究、比較試験と検証が続く
・観察研究で有効性が立証されたものが、比較試験で否定されることもある
・ランダム化比較試験の結果も完全無欠の情報ではない

一般的に、ある病気の予防法や治療法に効果があるかどうかの検証は、研究をおこな

うのに手間のかからない（裏を返せば情報の信頼性が低い）方法から進められていきます。では、これまで架空の話として紹介してきた「大腸がんの予防に食物繊維？」という話は、現時点でどこまで検証されてきているのでしょうか？

❶「食物繊維と大腸がん予防」に関する研究の歴史

食物繊維と大腸がん予防について言及されはじめたのは、１９７０年代に英国の病理学者バーキット博士が、「食物繊維をたくさん食べているアフリカの民族では大腸がんが少ない」ことを報告したのが発端とされています。その後、以下のような研究結果が報告されてきました。

- 「食物繊維の消費量が多い国では、大腸がんの死亡率が少ない」（このような研究方法を「地域相関研究」と言い、観察研究に分類されます。一般的に、情報の信頼性はコホート研究より低いとされています）
- 「大腸がん患者の、健康だった頃の食物繊維の摂取量を調べると、健康な人より少ない」（症例・対照研究、コホート研究）

いずれの研究結果も、食物繊維が大腸がん予防に有効であることを支持する研究結果です。

また、日本においても、食物繊維摂取量の非常に少ない人で大腸がんリスクが高くなる可能性を示唆したコホート研究[6]が報告[7]されています。

さらに、2011年には、過去に世界各国から報告された症例・対照研究とコホート研究を系統的にまとめて検証した論文[8]も報告され、食物繊維による大腸がん予防の可能性がより強く示唆されました。期待に胸が高鳴りますが、「食物繊維による大腸がん予防」を否定するコホート研究の報告[9]もありますので、予防効果を断定するのは禁物です。とはいえ、コホート研究までの結果では「食物繊維は大腸がん予防に有効か?」は、おおむね支持されている状況と言えます。

❷「食物繊維と大腸がん予防」をランダム化比較試験で検証

それでは、情報の信頼性がより高いとされるランダム化比較試験では、どのような結果が得られているのでしょうか。「食物繊維による大腸がん予防」を目的としたランダム化比較試験の論文を、米国国立医学図書館が運営している医学論文データベース(PubMed)を用いて検索してみました。この原稿を執筆している時点では、食物繊維を摂取してもらう群(介入)と摂取してもらわない群(対照)に分けて、その後、数十年にわたって追跡調査をおこない、大腸がんの発生頻度を検証した論文は1つもありま

表3－1 食物繊維と大腸がん予防

著者・地域・出典	介入方法	腺腫再発率
Albert et al.;米国 (N Engl J Med 2000)	小麦ふすま13.5g/day vs. 小麦ふすま 2.0g/day	有意差なし
Schatzkin et al.;米国 (N Engl J Med 2000)	食事指導（低脂肪、高繊維、高果物野菜）vs. 指導なし	有意差なし
Bonithon-Kopp et al.;欧州 (Lancet 2000)	サイリウム3.5g/day vs. プラセボ	プラセボより↑
MacLennan et al.;豪州 (J Natl Cancer Inst1995)	食事指導 vs. 小麦ふすま25g/day	有意差なし
McKeown-Eyssen et al.;カナダ (J Clin Epidemiol1994)	食事指導（低脂肪、高繊維） vs. 指導なし	有意差なし

せんでした。その代わり、大腸がんの前段階（「前がん病変」と言います）である「腺腫」（良性ポリープ）の発生を予防できるかどうかを検証した論文が複数ありましたので、とりあえず、それを一覧表にまとめてみます（**表3－1**）。表の右端に書かれている「有意差なし」というのは、「食物繊維を摂取してもしなくても差がなかった」という意味です。つまり、「食物繊維の効果は確認できなかった」ということです。「プラセボより↑」は、食物繊維としてサイリウムを摂取すると逆に腺腫の再発が増えたという結果になっています。つまり、いずれのランダム化比較試験も、コホート研究で支持されていた「大腸がんの予防に食物繊維？」を否定するような結果となっています。

❸ランダム化比較試験の結果を批判的に吟味する

論文の中身をもう少し詳細にみてみます。さらに、別の可能性や解釈はないだろうかなどといった批判的吟味もおこなってみましょう。

①「腺腫＝大腸がん」というわけではない

表3-1に取り上げているランダム化比較試験では、大腸内視鏡検査をおこなって腺腫があった人を対象にしています。これは、ほとんどの大腸がんが腺腫から発生するということを前提に、腺腫を切除した後に腺腫が再発しなければ大腸がんはできないから、大腸がんも予防できるであろうという推測のもとに試験が計画されています（このような評価指標を「代用マーカー」と言います）。しかし、厳密には大腸がんと腺腫は別のものです。「腺腫の再発率が変わらなかった」ことと「大腸がんの発生率が変わらなかった」ことは、同じことを意味しているわけではありません。ですから、これらの試験によって「食物繊維による大腸がん予防」が完全に否定されたことにはなりません。

②試験期間が2年〜4年間というのは短すぎないか？

表では記載していませんが、それぞれのランダム化比較試験では、腺腫が再発したかどうかを2年〜4年間（試験によって観察期間が異なっています）、追跡調査しています。しかし、実際に腺腫から大腸がんが発生するにはもう少し長い時間が必要とされていますので、「食物繊維による大腸がん予防」を直接検証できているわけではありません。

③食物繊維の種類・摂取量の違いは？

食物繊維には色々な種類があります。紹介した論文では、小麦ふすま（小麦粒の表皮部分）、サイリウム（オオバコ科の植物の種子の皮殻から精製した食物繊維）などが用いられていますが、それ以外の食物繊維ではどうなのか、現時点ではわかりません。また、摂取量が足りなかったために予防効果が得られなかった可能性もあります。

④食事指導の問題

食事指導において、「高繊維食」の具体的な例として生野菜・果物が挙げられることがありますが、それよりも穀類・海草類の方がよいのかもしれません。また、調理方法に関しても、生野菜より煮た野菜の方がよいのかもしれません。

⑤参加者集団がハイリスクすぎなかったか？

表に取り上げているランダム化比較試験では、腺腫ができた人を対象にしていますので、そもそも健康な人ではなく、腺腫ができやすい特別な人（ハイリスク集団）で検証している可能性があります。ですから、健康な人を対象にして研究をおこなった場合はどうなのか、現時点ではわかりません。対象となる人が変われば、結果も変わってくるかもしれません。

以上をまとめると、「大腸がんの予防に食物繊維？」については、まだ最終的な結論は出ていないということになるのかもしれません。

巷には「○○が健康によい」といった情報があふれています。しかし、本章で紹介したように長くて厳しい科学的な検証に耐え、本当の意味で信頼できる正確な情報は、実のところ多くないのが現状です。特に食品に関しては、正確な情報と呼べるものは非常に限られています。だからといって、すべての健康情報を切り捨てるような姿勢も、健康情報を盲信することと同じぐらい好ましくありません。

個人的には、「大腸がんの予防に食物繊維？」は、まだ可能性の残された興味深い仮説という位置付けで受け止めていただければと考えます。

6 医療の不確実性について考える

ある治療が有効かどうかを証明するためには、裏付けとなる科学的根拠（エビデンス）が必要となります。しかし、その科学的根拠があったとしても、治療効果を保証する絶対的なものではありません。ここでは、科学的根拠を解釈するときの注意点について解説します。

ポイント

・治療の有効性を証明する科学的根拠を得るための最良の研究デザイン（方法）はランダム化比較試験
・ランダム化比較試験の結果は、治療効果を予測する最も信頼性の高い情報
・ランダム化比較試験で有効性が証明された治療法を受けても治らない人がいる（医療の不確実性）

ある治療法が病気の予防や治療に「効く」と主張するためには、ランダム化比較試験によって有効性が証明されなければなりません。ランダム化比較試験を実施することで、新しい治療法とこれまでの治療法の効果の違いを数字で比較することができるようになり、どちらの治療法の効果が高いのか、より正確に明らかとなります。さらに、最近ではランダム化比較試験などの研究結果をとりまとめて再評価する「システマティックレビュー」という研究方法もあります。これは、医学・医療の領域では世界共通の考え方です。

❶ランダム化比較試験の結果を深読みしてみる

ランダム化比較試験を解説した**図3-6**（87頁）の右端に描かれているグラフ、つまり予防や治療効果を比較検討しているグラフに注目してください。グラフ部分を拡大したのが**図3-7**です。グラフの縦軸は治療効果の「高い・低い」を表しています。縦軸の上の方には、治療効果が「高い」と書かれていて「100％」とはなっていません。これは誤植や間違いではなく、ランダム化比較試験で効果が優れていることが明らかとなった治療法であっても、「治療効果が100％」というわけではないことを示しています。

図3-7 治療効果の解釈

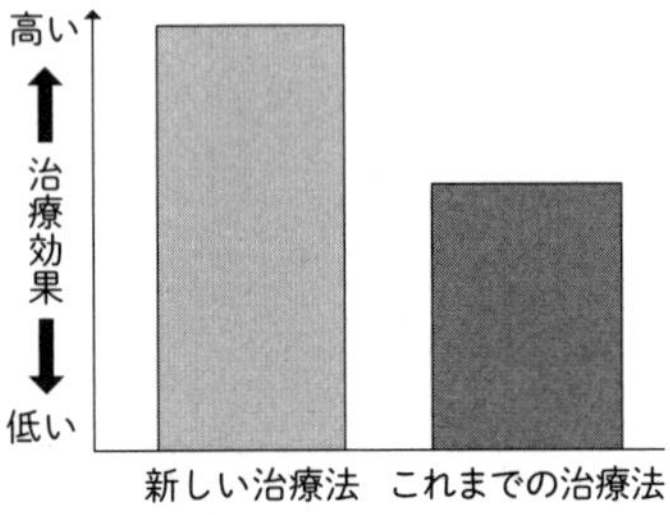

ランダム化比較試験の結果は治療効果を判定するために最も優れた方法で、情報としての信頼性・正確さは最も高いものです。しかし、ランダム化比較試験を繰り返しおこなっても、「治療効果が100％」という結果になることは、今後どれだけ医学が進歩したとしても残念ながらありません。これは、「ランダム化比較試験で有効性が立証された治療を受けても、治療効果が得られず病気が治らない人がいる」ということを意味しま

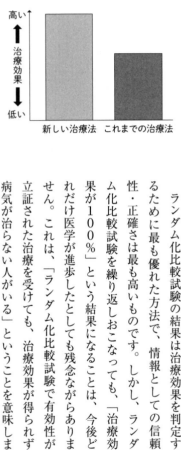

す。臨床試験の結果が示す数字はあくまで「確率」でしかありませんので、一人ひとりの患者にとって治療効果が得られるのか得られないのかは、その治療を受けてみなければわかりません。これを「医療の不確実性」と言います。

❷ランダム化比較試験がおこなわれていない治療法は効かない？

信頼性の高い正確な情報であるはずのランダム化比較試験で効果が証明された治療法には「不確実性がともなう」と言われて、頭が混乱してしまった人がいるかもしれません。「不確実性」という言葉には、うやむや、あやふや、不確か、といったイメージが付きまとっていることも影響していると思います。

では、視点を変えて、ランダム化比較試験がおこなわれていない治療法の効果をどのようにとらえたらよいのかを考えてみましょう。

科学的根拠（エビデンス）に関する重要な考え方として、次のような言葉があります。

Absence of evidence is not evidence of absence.
（効くというエビデンスがないことは、効かないことを証明しているわけではない）

言い換えると、「ランダム化比較試験がおこなわれていない治療法は効かないということを意味しているわけではない」、ということになります。もちろん、「効く」ということも証明されているわけではないので言及することはできません。つまり、ランダム化比較試験がおこなわれていない治療法について正確に表現しようとするならば、「効くか効かないかわからない」ということになります。

ともすると、「科学的根拠がある＝効果がある」「科学的根拠がない＝効果がない」と考えがちですが、医学の領域で「効かない」と断言できるケースは案外少ないことを知っておいてください。ちなみに、「効かない」と断言するためには、臨床試験によって、効果がないことを証明しなければなりませんが、困難を極めます。

ここで一旦整理すると、科学的根拠の有無によって治療法の効果を説明する場合、次のようになります。

・ランダム化比較試験による科学的根拠あり　＝　効く
・ランダム化比較試験による科学的根拠なし　＝　効くか効かないかわからない

ここでポイントとなるのは、「効く」といっても全員に効くわけではないという点です。ランダム化比較試験の結果は、「その治療法をおこなうと、どれくらいの確率で、どれくらいの効果が得られるか」を数字で示してくれるものの、０か１００、といった白黒はっきりつけられるわけではありません。灰色の濃さ（0と100の間）がわかるというのが現実です。つまり、より白に近い灰色なのか、より黒に近い灰色なのかを示してくれるに過ぎません。ですから、ランダム化比較試験で有効性が証明された治療をおこなっても、治る人がいたり治らない人がいたりします。そうすると、患者にとっては、治療をしても治るかどうかはその治療をしてみないとわからないということになります。これが「医療の不確実性」です。

とはいえ、自分にどのような結果が起こるか未来を予測する情報の精度としては、ランダム化比較試験の結果は、これまで紹介してきた他の研究デザインによる結果と比べて、正確で信頼性が高いものと言えます。一方で、ランダム化比較試験がおこなわれていない治療法は、その未来を予測する情報の精度が低い、あるいは情報そのものが存在しない、という状況になります。まとめると次のようなことが言えます。

・科学的根拠がある治療法を受けても、その患者に効くか効かないかはわからない（医療の不確実性）
・科学的根拠がない治療法は、そもそも効くか効かないかわからない

どちらにも「わからない」という言葉がありますが、その意味はまったく異なること

を、ぜひこの機会に知っておいてもらえたらと思います。抽選で当たりくじを引く（＝薬が効く）ことに例えるとするならば、

・科学的根拠がある治療法＝当たりくじの割合は正確にわかっているけれども、あなたが当たりくじを引くかどうかはわからない

・科学的根拠がない治療法＝そもそも当たりくじが何本入っているかわからない（もしかしたら、入っていないかもしれない）

というぐらい異なるのです。

[引用・参考文献]

（1）Marshall BJ, et al. Attempt to fulfil Koch' s postulates for pyloric Campylobacter. Med J Aust. 142(8): 436-9, 1985.

（2）Padayatty SJ, et al. Intravenously administered vitamin C as cancer therapy: three cases. CMAJ. 174(7): 937-42, 2006.

（3）Shibata Y, et al. Dramatic remission of hormone refractory prostate cancer achieved with extract of the mushroom, Phellinus linteus. Urol Int. 73(2): 188-90, 2004.

（4）Nam SW, et al. Spontaneous regression of a large hepatocellular carcinoma with skull metastasis. J Gastroenterol Hepatol. 20(3): 488-92, 2005.

（5）Kojima H, et al. A case of spontaneous regression of hepatocellular carcinoma with multiple lung metastases. Radiat Med. 24(2): 139-42, 2006.

（6）多目的コホート研究［JPHD study］(http://epi.ncc.go.jp/jphc/outcome/286.html)

（7）Otani T, et al. Dietary fiber intake and subsequent risk of colorectal cancer: the Japan Public Health Center-based prospective study. Int J Cancer. 119(6): 1475-80, 2006.

（8）Aune D, et al. Dietary fibre, whole grains, and risk of colorectal cancer: systematic review and dose-response meta-analysis of prospective studies. BMJ. 343: d6617, 2011.

（9）Fuchs CS, et al. Dietary fiber and the risk of colorectal cancer and adenoma in women. N Engl J Med. 340(3): 169-76, 1999.

第4章

正確な情報を入手するためのコツやポイント

ある健康法を日々の生活に取り入れるかどうか判断する場面や、病気になったときに治療方針を決定する場面などで重要な役割を担う正確な情報、つまり判断材料となる科学的根拠（エビデンス）の情報としての信頼性について、第2章と第3章で解説してきました。では、正確な情報を入手するためには、どうすればよいのでしょうか。正確な情報の具体的な入手方法としては、次の2つの考え方があります。

①正確な情報だけが掲載されている書籍やサイトから効率的に情報を収集する
②情報の正確さを見極める方法を身につけ、情報の取捨選択を効率よくおこなう

この章では、正確な情報を入手するための具体的な方法や、情報の正確さを見極めるためのコツやポイントを解説していきます。また、情報を見極めるときに陥りやすい「落とし穴」についても紹介したいと思います。

1 インターネットから正確な情報を入手するためには

情報通信技術（ＩＣＴ）の進歩により、誰もがインターネットを介して情報を素早く

入手できるようになりました。健康や医療に関する情報も、多くの人がインターネットを利用していることが明らかとなっています。ここでは、インターネットから健康や医療に関する情報を収集する際のコツやポイントを紹介します。

ポイント

・インターネットを使って正確な情報を収集する際は、効率よくサイトにアクセスし、情報を取捨選択する
・政府・行政機関や教育・研究機関等のサイトの情報は信頼性が高い
・正確な情報を発信している信頼できる個人からSNS等を介して情報を収集する方法もある

皆さんに試してみてもらいたいのですが、実際にインターネットの検索サイトなどで情報を収集しようとすると、どのような結果になるでしょうか。例えば、検索サイトのGoogleで、健康食品としてよく知られる「グルコサミン」をキーワードにして検索してみます（検索日：2020年5月29日）。すると、なんと625万件もの情報がヒットします。しかも、画面の目立つところにはグルコサミンの広告ページ、グルコサミンの

購入サイトのリンクが表示されます。それ以外の検索結果のリンク先も、残念ながら情報としての信頼性が高い「システマティックレビュー（ランダム化比較試験などの一次研究をとりまとめて再評価する方法）」や「ランダム化比較試験」によって得られた結果に基づく情報が掲載されたサイトではありません。

インターネットは、情報を収集するツールとしては便利である一方、正確な情報を入手するためには少し工夫や努力が必要になります。そこでまずは、「正確な情報が掲載されているサイト」の具体的な例や、アクセス方法を紹介します。

❶正確な情報が掲載されているサイトは？

正確な情報の発信元の代表例として、厚生労働省・消費者庁などの行政機関や大学などの学術研究機関があります。各機関は、情報発信のためのサイトを作成し、管理・運営しています。その際、各サイトには機関や組織の種別によって特定のドメイン名（インターネット上の住所に相当）が使われています。例えば、「go.jp」は日本の政府機関や各省庁所管の研究所など（「go」はgovernment：政府の略）、「ac.jp」は高等教育機関や学術研究機関など（「ac」はacademic：学術的の略）です。民間企業や個人が、サイトのドメイン名に「go.jp」や「ac.jp」を使用することはできません。

調べたい内容の検索キーワードに「go.jp」や「ac.jp」を追加すると、行政機関や学術研究機関の情報がヒットします（行政機関や学術研究機関のサイトに限定して検索するには、キーワードを入力する際に「site:」を用いて「site:go.jp」「site:ac.jp」としてください）。例えば、健康食品に関しては、国立研究開発法人医薬基盤・健康・栄養研究所の「『健康食品』の安全性・有効性情報」（https://hfnet.nibiohn.go.jp/）が代表的な「信頼できる」サイトです。URLに「go.jp」があることは確認できますか？　宣伝になってしまいますが、筆者が厚生労働省の事業で作成している「『統合医療』情報発信サイト」（https://www.ejim.ncgg.go.jp/）にも「go.jp」があります。

このように、政府・行政機関や教育・研究機関が作成しているサイトを活用して情報収集すると、効率よく正確な情報が入手できます。

❷インターネットならではの工夫は？

さらに最近では、ブログなどを含むさまざまなソーシャル・ネットワーキング・サービス（SNS）が構築されてきたことから、人と人とがつながることが容易になってきました。そのため、正確な情報を発信している信頼できる人がいれば、SNSを通じて、どんなに遠方からであっても、またその人がどんな著明人であっても、直接、リアルタイムに情報を入手することが可能になっています。医師などの医療者も、SNS等を通じて正確な情報の発信に積極的に取り組み始めています。

もちろん、その情報を発信している個人が本当に信頼できる人物なのかを慎重に見極めることは必要です。「大学教授」「医学博士」といった肩書に惑わされてはいけません。また、医学研究は世界中で進められており、医療技術は日進月歩で進化しています。それにともなって専門領域が細分化され、筆者も自身の専門以外のことは必ずしも最新情報を入手できているわけではありません。ですから、情報の発信者が、自分が調べようとしている内容の専門家かどうか、経歴や研究業績などを確認することはぜひおこなってください。もし、経歴不詳あるいは発信している情報と無関係な経歴だった場合は注意が必要です。それから、ちょっとしたヒントとして、情報の発信者が、自らが開発した商品を強くすすめていたり販売していたりする場合は、「白衣を着た商売人」の可能性がありますので気をつけてください。

信頼できる人（1人に限らず複数可）から情報を入手し、検索サイトで闇雲に情報収集することを避けていれば、あやしい情報を発信している企業や個人の情報をシャットアウトできることにもつながり、効率よく正確な情報を得ることができます。情報の荒海に乗り出すのであれば、まずは航行目標となってくれる「灯台」、つまり「政府・行政機関」「教育・研究機関」「信頼できる個人」など、正確な情報の出所を見つけることが先決です。そして、正確な情報を提供してくれる「灯台」のそばから離れることなく情報収集することが、情報の荒海の中で遭難しなくて済む方法の1つだと考えます。

2 情報の正確さを見極めるには「直感」も

次に、情報の正確さを見極める力を身につけることで、効率よく情報を取捨選択する方法について解説します。

ポイント

・情報の正確さを判断するには、情報の批判的吟味が必要だが、時間的に難しいこともある
・直感による判断（ヒューリスティック）の活用で効率よく情報を取捨選択できる
・ただし、直感による判断は経験のアップデートが必要で、間違えることもあり、過信は禁物

❶情報を見極めるためのポイント

情報の正確さは、その情報がどのような方法で導き出されたかによって異なります。医学・医療の基本的な考え方として、ある治療法が「効く」と言うためには、ランダム

化比較試験で有効性が証明されていなければなりません。ただ、入手した情報がランダム化比較試験によるものかどうかを判断するための手がかりがない場合もあります。そのようなときにも対応できるよう、見極めるためのコツやポイントについて、専門家や公的機関がまとめたものがあります。以下のように情報を批判的に吟味することが、正確さを見極めることに役立ちます。

①がん情報サービス（国立がん研究センター）

『情報を探すときのポイントとは』（https://ganjoho.jp/public/support/moshimogan/moshimogan03.html）

がん情報を見極めるときの3つのポイント

・いつの情報か

・だれが発信しているか

・何を根拠にしているか

②「統合医療」情報発信サイト［eJIM］（厚生労働省事業）

『情報を見極めるための10か条』（https://www.ejim.ncgg.go.jp/public/hint/index.html）

1　「その根拠は？」とたずねよう

2　情報のかたよりをチェックしよう

3　数字のトリックに注意しよう
4　出来事の「分母」を意識しよう
5　いくつかの原因を考えよう
6　因果関係を見定めよう
7　比較されていることを確かめよう
8　ネット情報の「うのみ」はやめよう
9　情報の出どころを確認しよう
10　物事の両面を見比べよう

筆者が作成に関わっている「情報を見極めるための10か条」については、10か条の一つひとつに「〇×クイズ」も用意されています。興味のある人はアクセスしてみてください（情報の見極め方クイズ：https://www.ejim.ncgg.go.jp/public/hint/quiz.html）。

とはいえ、普段の生活の中で、すべての事柄について情報を批判的に吟味したり因果関係を見定めたりすることは、時間的な制約もあり現実的には不可能です。そこで、「じっくりと考えるべき問題」と「さらっと流していい問題」を分ける必要が出てきます。

❷「ヒューリスティック」って知っていますか？

突然ですが、「ヒューリスティック」という言葉を知っていますか？　人が意思決定をしたり判断を下したりするときに、厳密に一歩一歩答えに迫るのではなく、経験知や直感で素早く解に到達する方法のことを言います。厳密な日本語訳はないのですが、「経験知・直感による判断」とイメージしてください。例えば、いつもの道を運転しているときに、「この先に横断歩道があるからスピードを落とそう」と考えるとか、いかにも人相の悪そうな人を見たときには、「信用できない」と判断するといったことです。ヒューリスティックの最大の強みは、問題をパッと見ただけですぐに結論を出すことができるところです。しかし、注意点もあります（**表4-1**）。

まず、「経験知のアップデート（更新）が常に必要」ということです。時代や環境の変化、科学の進歩などによって、過去の経験知からは想像もできないような状況に出くわすこともあります。ですから、常に新しく経験知をアップデートしておかなければ、判断を誤る可能性が高まります。前述の例で言えば、いつも運転している道の横断歩道に、新たに信号機が設置されたとしたらどうでしょう。普段通りスピードを落とすだけで通過してしまい信号機に気がつかなかったとすると、信号無視をしてしまうことになりかねません。過去の経験知を否定しているわけではありません。過去の経験知に新しい経験知を積み重ねて追加していき微修正を繰り返すことで、ヒューリスティックな判

表4－1　ヒューリスティックの利点と欠点

過去の経験から傾向を導き、それをベースに物事を推測して判断する考え方

利点	欠点（注意点）
・短時間で素早く判断できる	・経験知のアップデート（更新）が常に必要 ・判断を過信せず、間違える可能性を覚悟

断の精度が高まっていくと理解してください。

もう一つは、「ヒューリスティックな判断を過信しない」ということです。ヒューリスティックな判断の大きな価値は、素早く判断できるというスピードにあります。そのスピードを優先した結果、ときに判断を誤る可能性がついてまわります。前述の例で言えば、人相の悪そうな人が常に信用できないわけではありません。人相だけで相手を決めつけてしまった結果、人間関係がギクシャクしてしまったり、せっかくのビジネスチャンスを逃してしまったりするかもしれません。

ですから、「ヒューリスティックな判断は間違える可能性がある」ということを常に自覚しておく必要があります。そして、「もしかしたら間違えたかな」と思ったら、その判断の誤りを認める勇気も必要です。

「直感」と聞くと、何やらあやしげで、トンデモ科学のように受け取ってしまう人もいるかもしれません。ところが、最近の脳科学の分野では、直感は、実際にある脳の能力とされています。さらに、直感は、情報の批判的吟味を繰り返しおこなう

ことで、また、色々な経験を積むことで鍛えられ、養われるということもわかってきています。いわゆるプロフェッショナルの世界でよく言われる、「理由はわからないけれど、これしかないという確信」のようなものが「直感」だと理解してください。なお、ビギナーズラックのような「ヤマ勘」や「当てずっぽう」は、「直感」とは異なりますので注意してください。

結局のところ、元に戻るような感じですが、常日頃の批判的吟味の繰り返しが大切という結論になってしまいました。

3 科学的思考を歪める心理効果

科学的事実を伝える際、その表現や言い回しによって人の受け取り方は変わってきます。例えば、「手術の際、わずかであるが合併症を起こす可能性がある」と説明されるよりも、「手術が成功する確率は、ほぼ100%」と説明された方が、内容は同じであるにもかかわらず安心感が得られやすいのではないでしょうか。ここでは、人であれば誰しもがもつ、情報の受け取り方に際しての心理効果について解説します。

ポイント

- 人は情報を受け取る際、さまざまな心理効果の影響を受ける
- その結果、情報を歪んだ形で認知、処理してしまうことがある
- 人はもともとだまされやすいということを自覚することが、情報を鵜呑みにしないために重要

図4－1 どちらの瓶のタウリンが多い？

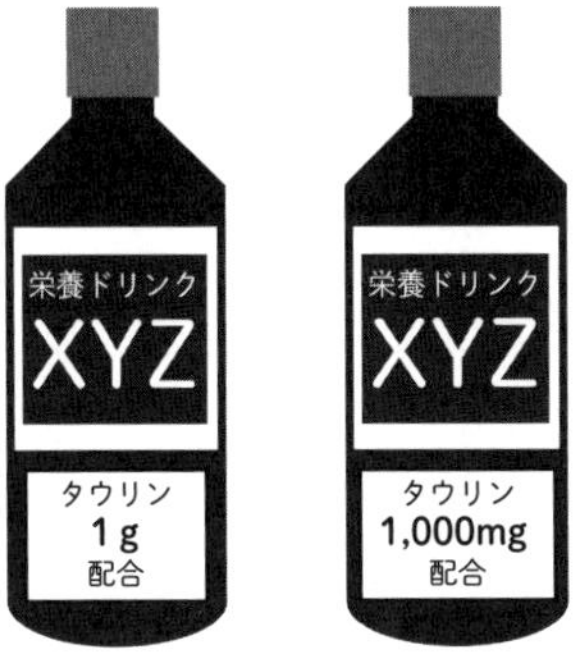

図４－１を見てください。左の瓶には「タウリン１g配合」、右の瓶には「タウリン１０００㎎配合」と書かれています。１g＝１０００㎎なので、どちらも同じ量のタウリンが配合されているわけですが、何となく「１０００㎎配合」と書かれている方がたくさん入っているように感じませんか？

このように、伝え方や言い回しを工夫して科学的思考を歪めてしまうような心理効果を狙った情報が世の中にはあふれています。

❶健康・医療情報に仕組まれた心理効果

科学的思考を歪める心理効果として代表的なものを紹介します。読者の皆さんも目にしたり耳にしたりしたことがあるものが多いかもしれません。

①フレーミング効果

同じ内容でも、数値データなどの見せ方を変えることで、理解や判断のされ方が異なることを「フレーミング効果」と呼びます。例えば、「早期胃がんの治癒率は9割です」と、「早期胃がんの死亡率は1割です」では、受ける印象が違うのではないでしょうか。また、「タウリン1g配合」と書かれるより「タウリン1000mg配合」と書かれた方が、タウリンが多く含まれているような印象を受けるといった例も先に紹介しました。

②ウィンザー効果

企業自らが営業マンを使って商品を宣伝しているセールストークといった情報よりも、その商品の利用者などの第三者が訴える「経験談・体験談」の情報の方が、人の心理へ与える影響が大きくなる傾向のあることが知られています。これを「ウィンザー効果」と呼びます。そのため、宣伝・広告には「お客様の声」や「モニターの感想」など、数多くの「経験談・体験談」が掲載されています。

③権威への服従原理

人は権威のある者の言動には無意識に従ってしまう傾向があり、これを「権威への服従原理」と呼びます。健康食品の宣伝・広告に、「医学博士」「○○大学教授」などの専門家がしばしば登場するのは、この心理効果を狙っているものと考えられます。

④バンドワゴン効果

「これが流行している」と聞くと、人はその流行しているものに対して好意的にとらえる傾向があります。これを「バンドワゴン効果」と呼びます。「今、大流行」「巷で大人気」という言葉を見ると、不思議とその商品がよいものに見えてくることがないでしょうか。もしあるとしたら、それはバンドワゴン効果かもしれません。

⑤同調現象

周囲の人と同じ行動をしていると安心し、逆に自分だけが違う行動をしていると不安になることを「同調現象」と言います。例えば、宣伝・広告に「50代女性の7割が使用！」と書かれていたら、その商品をまだ使っていなかった場合、不安になってしまうことはないでしょうか。そして、その不安な気持ちを解消するために、商品を購入することにつながってしまう可能性があります。

⑥シャルパンティエ効果

「鉄100kg」と「綿100kg」だと、「鉄100kg」の方が重いような印象を受けませんか？　他にも「ビタミンCを2000mg配合」と書かれるより、「ビタミンCがレモン100個分！」と書かれた方が、ビタミンCが多く含まれているような印象を受ける、そんなことがないでしょうか？　そのような錯覚による心理効果を「シャルパンティエ効果」と言います（ちなみに、業界のルールで一般的にレモン1個につきビタミンCが20㎎換算とすることが決められているようです。http://www.j-sda.or.jp/technology_and_regulations/regulations_and_guidelines04.php）。

❷人はだまされないようになるか

このような心理効果は誰しもがもっているものです。つまり、人がだまされないようになるためには、人間がもつ心理効果による認知の歪みに逆らうことが求められます。裏を返せば、「人はもともとだまされやすい」というのが本来の姿なのかもしれません。

ここまで、だまされないようにするために、情報の見極め方をテーマにさまざまなポイントやコツを紹介してきました。また、私自身、厚生労働省の事業として健康・医療に関する情報の見極め方のコンテンツ作成にも取り組んできました。しかし、自分でこのようなことを言うのはおかしいですが、ポイントやコツが少し多すぎるかもしれません。これでは覚えるのも大変です。また、目にしたり耳にしたりする情報すべてを一つひとつポイントやコツに従ってチェックしていくのも現実的ではありません。逆説的な提案になるかもしれませんが、人が情報にだまされないようになるためには、「人はもともとだまされやすい」ということを常に意識しておくことが重要なのだと思います。

そして、疑問に思ったことやわからないことがあったら、その情報を鵜呑みにせず、自分で調べる姿勢を忘れてはいけません。また、自分で調べるにあたっても、健康・医療に関する情報は、医学が進歩した現在でも不確実なことが多く「唯一絶対の正解はない」ということを知っておく必要があります。

自ら調べても算数の答えのような正解がない中で、その情報とどのように向き合っていくのか、自分なりに考え続けるという面倒で厄介な作業に耐えることが、だまされないことの近道なのかもしれません。

4 感情が認知に及ぼす影響

「放射性物質」と「タバコ」の「がん発生リスク」について、皆さんはどう感じていますか？　東日本大震災後に話題となった放射性物質よりも、実際にはタバコの方が発がんリスクは圧倒的に高いことがわかっています。ですが、タバコよりも放射性物質に対する不安や恐怖を強く感じている人は多いのではないでしょうか。ここでは、人の感情が認知（解釈や判断の仕方）へ与える影響について考えてみたいと思います。

ポイント

・人は情報を受け取る際、恐怖・不安など感情の影響を受ける
・感情の影響を悪用した極論には注意が必要
・リスクを過大視してしまうケースによる認知の歪みにも気をつける必要がある

次に挙げる食品による窒息のリスクは、どちらが高いでしょうか?

・餅(もち) VS こんにゃくゼリー
・飴(あめ) VS こんにゃくゼリー

皆さん、どう考えますか。講演会や学生への講義でこの質問をすると、「こんにゃくゼリー」の方が窒息のリスクが高いと思っている人が多いようです。では、実際にはどうなのでしょうか。内閣府食品安全委員会が公表した資料[1]によると、1億人がその食品を一口、口に入れたときに窒息事故が起こる頻度を一定の方式で算出すると、**表4-2**のようになります。

実は、数字だけでみると「餅」や「飴」の方が、「こんにゃくゼリー」より窒息のリ

表4－2　食品別にみた窒息が起こる頻度

餅（もち）	6.8～7.6
飴（あめ）	1.0～2.7
こんにゃくゼリー①	0.16～0.33（内閣府データ）
こんにゃくゼリー②	0.14～0.28（消費者庁データ）
パン	0.11～0.25

（単位：$\times 10^{-8}$［1億分の1＝10のマイナス8乗］）

スクは高いことがわかります。しかし、2007～08年頃、こんにゃくゼリーで子どもや高齢者が窒息事故を起こしたことをきっかけに、連日、各種メディアで大々的に報道されました。そのようなことから、多くの人が「こんにゃくゼリーは危険」と誤った認識をしてしまったのかもしれません。あるいは、餅や飴と比べて、こんにゃくゼリーはなじみが薄く、リスクを過剰にとらえてしまったのかもしれません。

このように、数字でリスクを正確に示されても、個人個人がその対象に抱く感情などによって、リスクに対する人の認知（解釈や判断の仕方）が異なることがあります。

❶リスクを過大視してしまうケース

リスクコミュニケーション分野における教科書である『Risk Communication and Public Health』（Oxford University Press）には、人がリスクを過大視してしまうケース、つまり「バイアス（偏り）」が起こりやすい条件

表4-3 リスクが過大視されるケース

①意図せずに受ける（例：汚染への曝露）
②不公平な分配（ある人には利益、ある人には害）
③個人的な予防措置で避けられない
④なじみがない新規の原因から発生
⑤天然より人工的な原因から発生
⑥潜伏して不可逆的な損害を引き起こす（曝露後、何年も経過してから病気を発症）
⑦子ども、妊婦、将来世代に害をもたらす
⑧死、病気、けがなどの恐れがある
⑨被害者が特定できるような損害
⑩科学的に十分に解明されていない
⑪信頼できる複数の情報源から矛盾する報告が出ている

や背景などを表4-3のようにまとめています。

つまり、リスクを過大視してしまう条件がそろうと、人は感情が揺さぶられ、必要以上にリスクを恐れてしまう事態に陥る可能性があることを意味しています。

例えば、「放射性物質」に当てはめて考えてみましょう。

・放射性物質は意図せず被曝する（一方、タバコは自らの意思で吸っています）
・福島第一原子力発電所周辺の人は被害を受け、それ以外の地域に住んでいる人は被害を受けない（不公平な分配）
・個人で予防策をとっても逃れられない
・放射性物質による影響はこれまであまり注目されておらず、震災後に新たに発生したリスクである（なじみがない新規の原因）

・原子力発電所からの放射性物質は人工的・人為的である
・がんの発生リスクは、被曝直後というわけではなく、何年も経過してから判明してくる（不可逆的な損害）
・子どもや妊婦、将来の世代にわたって被害を及ぼす

といった具合に、多くの項目でリスクを過大視してしまうケースに合致しています。他にも、「食品添加物」「食器からの溶出物質」「ダイオキシン」「農薬の残留」「遺伝子組み換え食品」などと聞くと、何となく危険なものと感じてしまう人が多いのではないでしょうか。それは、リスクを過大視されるケースに合致する項目が多いからかもしれません。前述の「こんにゃくゼリー」も同様です。また、「新型コロナウイルス感染症」も、「①意図せずに受ける」「③個人的な予防措置で避けられない」「④なじみがない新規の原因から発生」「⑧死、病気、けがなどの恐れがある」「⑩科学的に十分に解明されていない」「⑪信頼できる複数の情報源から矛盾する報告が出ている」など数多くの合致する項目があるため、必要以上に恐れている人がいるかもしれません。

❷人は感情の生き物である

ものごとに対する解釈や良し悪しの評価・判断を下す際に、感情の影響は決して無視

できません。「理屈ではわかっているけれども、納得できない」ということは、誰しも経験があると思います。ですが、感情に振り回される事態に陥ってしまうのは考えものです。ありもしないことを色々と心配しすぎる「杞憂」という中国の故事もあります。「放射性物質」「食品添加物」「残留農薬」「遺伝子組み換え食品」などに対して、不安な気持ちや恐怖感をもつことを否定しているわけではありません。

大切なことは、まずリスクを数値で正確に知ることです。そして、他のリスクと比較することも重要です。その手間を惜しみ、ほぼゼロに近いリスクに対して必要以上に不安や恐怖を感じてしまった結果、利益（ベネフィット）のことを無視してしまったり、理性的な判断ができなくなってしまったりすることは避けてもらいたいのです。

世の中や身の回りのリスクについて考えるとき、自分自身の解釈や判断がもしかしたら表4-3（124頁）の11の項目に当てはまっていないかどうか参考にしてみてはいかがでしょうか。

5 知らない言葉は調べるクセを

「麦粒腫」「伝染性紅斑」「流行性耳下腺炎」「色素性母斑」「尋常性痤瘡」と聞いて、

何のことかすぐわかりますか?

それぞれ、「麦粒腫」は「ものもらい・めばちこ」、「伝染性紅斑」は「りんご病」、「流行性耳下腺炎」は「おたふく風邪」、「色素性母斑」は「ほくろ」、「尋常性痤瘡」は「ニキビ」と、一般的には言われています。

普段聞き慣れない医学の専門用語はわかりにくいとよく指摘されています。そのわかりにくさを逆手にとって、人を不安に陥れたり、勝手に病気にしてしまったりした上で、なんだかよくわからないまま商品を売りつけたりするという事例が起きています。

ここでは、情報を見極める上で知らない言葉があったらまず調べることが重要だということをお伝えしたいと思います。

ポイント

- 人は、知らない言葉があると正確に理解できない
- 専門用語を駆使することで、病気がつくり出されたり、商売に応用されたりすることがある
- 権力者による陰謀論や過剰な被害者意識に基づく主張には注意が必要

表4-4 ジハイドロジェンモノオキサイド（DHMO）

☠	水酸と呼ばれ、酸性雨の主成分である。
☠	温室効果を引き起こす。
☠	重篤なやけどの原因となり得る。
☠	地形の侵食を引き起こす。
☠	多くの材料の腐食を進行させ、さび付かせる。
☠	電気事故の原因となり、自動車のブレーキの効果を低下させる。
☠	末期がん患者の悪性腫瘍から検出される。

「ジハイドロジェンモノオキサイド（Dihydrogen Monoxide：DHMO）」という言葉を聞いたことがありますか？ これはある物質のことです。インターネットで調べてみると、**表4-4**のようなことが書かれています。中には、「DHMOを吸引すると死亡する！」と書いているウェブサイトまであります。この「危険な」物質は、日本国内の工場で冷却や洗浄に使われたり、物質を溶かす溶剤などとして使われたりしています。規制もないためそのまま排出され、結果として湖や川、果ては母乳や南極の氷にまで高濃度のDHMOが検出されていることが指摘されています。さらに、私の調査でも、日本の水道水にこのDHMOが大量に含まれていることが明らかになりました。

ここで、皆さんに質問です。この「DHMO」の使用を、日本で禁止あるいは規制すべきだとは思いませんか？ 自然破壊を起こし、命に関わるけがや病気にも関連している危険な物質だから禁止や規制すべきだという意見の人は多いのではないでしょうか。

そろそろ、種明かしをしましょう。「ジハイドロジェンモノオキサイド（DHMO）」は、日本語では「一酸化二水素」のことです。化学式では「H_2O」と表されるもの、つまり「水」のことです。「DHMO」をめぐっては、1990年代に米国で流行ったジョークで、ウェブサイトもつくられています（DHMO.org：http://dhmo.org/）。

DHMOについて実際におこなわれた調査もあり、「DHMOを規制すべき」と回答した人が、50人中43人もいたそうです。このように、DHMOが「水」であることを伏せてしまえば、事実ではあっても極端な説明をすると、相手に恐ろしい物質のように思わせることができてしまうのです。

こうしたテクニックは、インターネットや書籍に書かれている健康・医療情報の中に使われていることがあります。例えば、効果については伏せたまま、「猛毒」「命を縮める」など副作用を極端に強調して、薬を否定する。特に、薬には効果があると信じている人にとって、これまで信じてきた事実を覆すようなセンセーショナルな情報を目にすると、ついつい引き寄せられてしまうものです。

❶病気が勝手につくられる？

「疲れや痛みなどがあり、病院を受診したものの明確な診断がつかない」「病院を受診するほどではないが身体に不調を感じる」このような経験はありませんか？　そして、インターネットで自分の症状をキーワードにして検索すると、なにやら当てはまる病名がヒットする。実は、こうした情報の中には、まやかしやインチキな病気の診断名、その病気に対する診断法・治療法が、まことしやかに発信されていることがあります。

そのような状況に警鐘を鳴らしている医師が運営している「Quackwatch」というウェブサイトが米国にあります（https://www.quackwatch.org/）（「Quack」はインチキ療法、偽医者といった意味です）。そのサイトに「Index to "Fad" Diagnoses（〝ブーム〟となった診断の索引）」というページがありました（https://www.old.quackwatch.org/01QuackeryRelatedTopics/fadindex.html）。そこには、ブームとなった診断名（病気）として、次のようなものが挙げられています。

・科学的に定義されていない、あるいは認識されていないもの
　例：水銀合金中毒、カンジダ過敏症、キャビテーション・オステオパソシスなど
・科学的に認められているものの、診断方法が不適切なもの
　例：副腎機能不全＝副腎疲労、慢性疲労症候群、食物アレルギー・過敏症、重金属中毒など
・商品のマーケティング担当者によってでっち上げられ実在すらしないもの
　例：磁気欠乏症、酸素欠乏症など

・曖昧な表現で心理に訴えるもの
例：愛着障害、インディゴ・チルドレン、自然体験不足障害など

これらの中には、日本においてメディアに取り上げられてブームとなったものも散見されます。もちろん、世の中のあらゆる現象が科学的に証明されたわけではないので、現時点ですべてを否定するわけではありません。しかし、病気の診断のために裏付けのない検査を闇雲におこなったり、治療と称して科学的裏付けのないサプリメントやデトックス（解毒）を推奨したりしているケースがあります。そして、その検査や治療をおこなうために高額な費用がかかることも…。

❷インチキの裏側を知る

専門用語が並び、もっともらしい説明がされていると、人はすぐにだまされてしまいます。この「Quackwatch」というウェブサイトには、ことの真贋を確かめるのに役立ちそうな情報も掲載されていました。「Recipe for a New Fad Disease（新たに病気をブームとするためのレシピ）」というタイトルで、インチキがつくり出される方法やコツなど10項目がリストアップされています（**表4-5**、次頁）。インターネット、書籍、メディア等で目にしたり耳にしたりするさまざまな健康・医療情報に、もしここに示さ

表4－5 新たに病気をブームとするためのレシピ

1．Pick any symptoms—the more common the better.
(何でもよいので症状を選び出しましょう——よくある症状の方がよりよいです)
2．Pick any disease—real or invented. (Real diseases have more potential for confusion because their existence can't be denied.)
(何でもよいので病名を選び出しましょう——実在するものでも、でっち上げでもどちらでもかまいません。実在する病気の方が、存在を否定できないので混乱させるのにはより効果的です)
3．Assign lots of symptoms to the disease.
(その病気には多くの症状が当てはまるようにしましょう)
4．Say that millions of undiagnosed people suffer from it.
(その症状に苦しんでいる、まだ診断のついてない人々が何百万人もいると言いましょう)
5．Pick a few treatments. Including supplements will enable health food stores and chiropractors to get in on the action.
(いくつか治療法を選び出しましょう。サプリメントなどは、健康食品店やカイロプラクターが行動を起こすのに一役買います)
6．Promote your theories through books and talk shows.
(あなたの理論を本やトークショーで宣伝しましょう)
7．Don't compete with other fad diseases. Say that yours predisposes people to the rest or vice versa.
(他のブームとなっている病気とは競合しないようにしましょう。あなたが提唱した病気は、人々を他のブームとなっている病気にかかりやすくするし、またその逆もあり得ると言いましょう)
8．Claim that the medical establishment, the drug companies, and the chemical industry are against you.
(医学界、製薬会社、化学産業が、あなたに敵対していると主張しましょう)
9．State that the medical profession is afraid of your competition or trying to protect its turf.
(医師たちは、あなたとの競争を恐れている、あるいは自分たちの縄張りを守ろうとしていると明言しましょう)
10. If challenged to prove your claims, say that you lack the money for research, that you are too busy getting sick people well, and that your clinical results speak for themselves.
(あなたの主張を証明するよう要求されたら、研究資金が足りない、病気で苦しんでいる人を救うのに忙しすぎる、患者自身が臨床成績を代弁していると言いましょう)

れている1～10の項目に該当する箇所があった場合、その病気の診断法や治療法は少し疑った目で見る必要があると思ってください。権力者による陰謀論や過剰な被害者意識に基づく主張には、「落とし穴」が待ち構えているかもしれません。

❸実際に、知らない言葉を調べてみよう

本章の締めくくりに質問です。

「大腸がんの原因を突き止めるため、大腸がん患者1000人に綿密な聞き取り調査をしたところ、なんと、ただ1つ、過去に全員が体内に摂取していた物質が明らかとなった。それはオリザサティバ（Oryza sativa：OS）と呼ばれる粒形の物質を熱水処理した結果、大量につくり出されることも確認された。」

さて、「オリザサティバ（OS）」は大腸がんの原因なのでしょうか？　この文章だけで「オリザサティバ（OS）は危険だ！」「オリザサティバ（OS）を食べてはいけない！」と短絡的に判断してはいけません。まずは、「オリザサティバ（OS）」をインターネットや辞書で調べてみてください。おそらく、この本を読んでくださっている全員が、大腸がんの有無にかかわらず「オリザサティバ（OS）」を摂取したことがあると思います。

なお、「オリザサティバ（OS）」は大腸がんの原因ではないということは、過去の調

査[2]で明らかになっていますので、ご心配なく。

〔引用・参考文献〕

（1）食品安全委員会：「食品による窒息事故についてのリスク評価を行いました」食品安全 第24号、2－3頁、平成22年10月（http://www.fsc.go.jp/sonota/kikansi/24gou/24gou_1_8.pdf）
（2）国立研究開発法人 国立がん研究センター がん予防・検診研究センター「多目的コホート研究（JPHC Study）」（http://epi.ncc.go.jp/jphc/outcome/3439.html）

第5章

正確な情報を入手した後に考えなければならない重要なこと

第2章・第3章で解説した「正確な情報」について、第4章ではどのようにして入手したらよいのか、その方法や見極め方について紹介してきました。しかし、正確な情報とはいえ、なかなか白黒つけられるものではなく、ほとんどは灰色（グレー）なのが現実です。言い換えると、人を対象とした臨床試験で有効性が証明された「効く」治療法であっても、実際にその治療を受けた人の中には効く人もいれば効かない人もいます。そのような状況の中で、私たちは情報をもとに決断して行動することになります。決断・行動は、「するか・しないか」ですから白黒つけなければなりません。ここで重要になるのが、「灰色（グレー）」の情報から「白黒」の決断・行動への意思決定プロセスです。つまり、情報とどう向き合えばよいのかを考える必要が出てきます。

本章では、意思決定プロセスについて、医療の現場で実践されている「科学的根拠（エビデンス）に基づいた医療（ＥＢＭ）」を参考にしながら考えてみたいと思います。

1 正確な情報を入手した後には、どう向き合うかを考える

これまで、科学的視点から正確な情報を見極める方法、つまり「見極め方」のみを解説してきました。正確な情報を見極めて入手しさえすれば、目の前の問題が解決すると

思っている人もいるかもしれませんが、現実は必ずしもそうではありません。見極めた後に、どう向き合うかこそが大事なのです。

ポイント

- 正確な情報にも必ず不確実性がともない、「灰色（グレー）」である
- 現実の決断・行動の意思決定は「白・黒」つけなければいけない
- 意思決定の行動指針「科学的根拠に基づいた医療（EBM）」には、「科学的根拠」以外にも考慮すべき3つの要素がある

情報の確からしさを判断する基準として、その情報がどのような方法で検証されたものなのかが重要であることを、本書では繰り返し説明してきました。そして、最も信頼性の高い研究デザイン（方法）は「ランダム化比較試験」です。さらに、複数のランダム化比較試験をとりまとめて再評価する「システマティックレビュー」と呼ばれる方法もありますが、一次情報として信頼性が高い、つまり正確な情報はランダム化比較試験の結果であると本書ではとらえておいてください。

❶健康・医療情報には必ず「不確実性」がともなう

ランダム化比較試験の結果も万能ではありません。ランダム化比較試験で有効性が立証されたとしても、その治療を100人受けたら100人治るというわけではありません。ランダム化比較試験の結果は、「その治療を100人受けたら、何%の人に、どのような効果が得られるか」という推定値を示してくれるに過ぎません。つまり、ランダム化比較試験で有効性が立証された治療をおこなっても、治る人もいれば治らない人もいることになります。これを「医療の不確実性」と言います。

最も信頼性の高い情報であるランダム化比較試験の結果がそうであるように、情報は「白か黒か」で明確にできるものではありません。色で言うなら、正確な情報も「灰色(グレー)」ということです。ランダム化比較試験やシステマティックレビューの結果は、「白に近い灰色」なのか「黒に近い灰色」なのかを示してくれるものに過ぎないのです。

一方で、その治療を「する・しない」といった現実の決断・行動は、「するか・しないか」白黒つけなければなりません。これは、「灰色(グレー)」の情報をもとに、「白黒」はっきりつけて、決断・行動の意思決定をおこなわなければならないことを意味しています。つまり、情報を自身の意思決定に取り入れるのか取り入れないのか、情報との向き合い方を考える必要性が出てきます。

図5-1 科学的根拠に基づいた医療（Evidence-based medicine: EBM）（文献1）

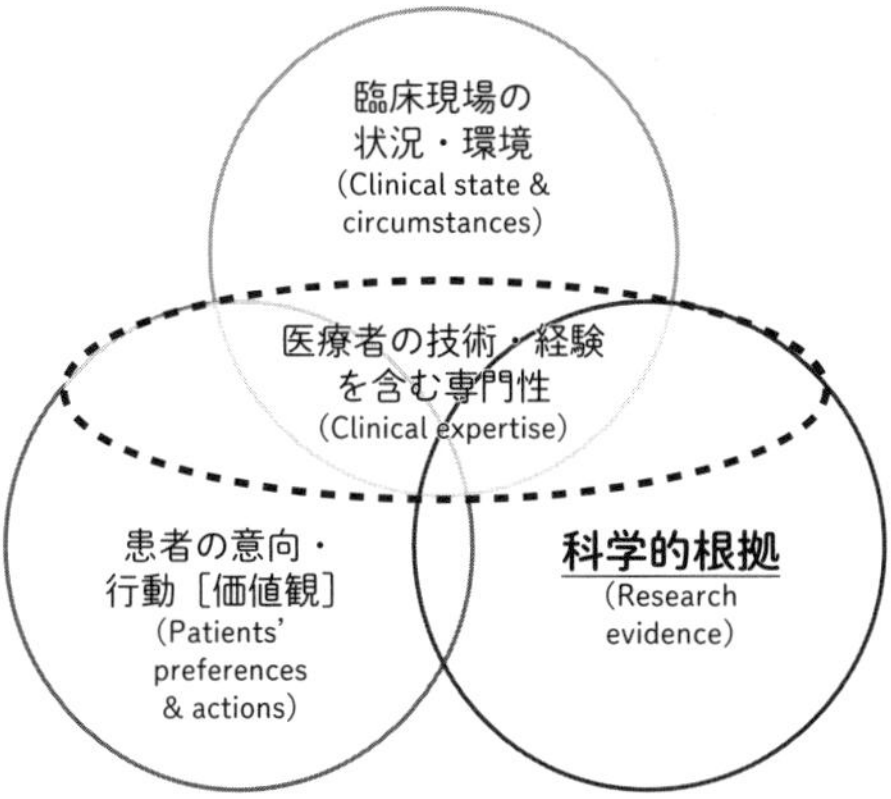

❷意思決定の行動指針

それでは、実際の臨床現場で、治療方針の意思決定はどのようにおこなわれているのでしょうか。かつては医師が提示する治療方針に患者が無批判に従うといった意思決定がおこなわれていた時代もありましたが、現在では、1990年代に提唱された「科学的根拠に基づいた医療（Evidence-based Medicine：EBM）」が主流となっています。すでに紹介しましたが、重要なポイントなのであらためて説明します。科学的根拠に基づいた医療（EBM）とは、「科学的根拠」「臨床現場の状況・環境」「医療者の専門性」「患者の意向・行動」の4要素を考慮し、よりよい患者ケアに向けた意思決定をおこなうための行動指針、と定義されています[1]（**図5-1**）。これまで解説してきた情報の見極め方は、図の「科学的根拠」の要素に関する内容です。一方、科学的根拠に基づいた医療（ＥＢＭ）には、それ以外にも３つの要素があります。つまり、決断・行動の意思決定の際には、「科学的根拠」以外の３つの要素を考慮するため、科学的根拠が示す結果とは異なる判断をする可能性も出てくるかもしれません。

2 意思決定のプロセスを学ぶ：科学的根拠に基づいた医療（ＥＢＭ）

では、科学的根拠に基づいた医療（ＥＢＭ）における、「科学的根拠」以外の３つの要素について詳しく解説します。

ポイント

・「科学的根拠に基づいた医療（ＥＢＭ）」には、科学的根拠以外にも考慮すべき3つの要素がある
・ＥＢＭでは科学的根拠以外の要素も考慮するため、ときに科学的根拠が示す結果とは異なる判断をすることもあり得る
・ＥＢＭを実践するための5つのステップを知る

本書で繰り返し解説してきた「正確な情報」である「科学的根拠」は、「科学的根拠に基づいた医療（ＥＢＭ）」における４つの要素の１つに過ぎません。ＥＢＭを実践する上で注意しなければならないのは、「科学的根拠があるから、その治療をするべきである・しなければならない」「科学的根拠がないから、その治療はするべきではない・してはいけない」と短絡的に治療方針を決定するものではないという点です。さらに、ＥＢＭにおいては「科学的根拠以外の要素も考慮するため、ときに科学的根拠が示す結果とは異なる判断をすることもあり得る」とも言われています。これは、科学的根拠を軽視しているのではありません。治療方針を決定する上で科学的根拠が重要な判断材料になることは間違いないのですが、科学的根拠が示す結果がそのまま患者の意思決定に直結するわけではないことは、ＥＢＭを考える上で忘れてはいけません。また、これまで繰り返し説明してきた通り、正確な情報であるランダム化比較試験の結果であっても必ず医療の不確実性がともないます。その点を踏まえた上で、さっそく「科学的根拠」以外の３つの要素について、具体的な事例を挙げながら解説していきます。

❶ＥＢＭにおける「科学的根拠」以外の要素

①臨床現場の状況・環境

これは、患者の病状やその周囲を取り巻く環境を指します。例えば、「患者の病気の進行度」「合併症の有無」「家族構成やそれによる介護度」「経済状況（収入、保険の有無など）」「病院へのアクセス」などが該当します。もう少し視野を広げて考えると、その患者が住んでいる国の医療制度なども含まれます。極端な例になりますが、臨床試験の結果（科学的根拠）で最も効果の高い治療法があったとしても、医療制度が異なると使うことができないケースが出てくることもあります。例えば、日本でも議論となった「ドラッグ・ラグ（海外で使用できる薬剤が日本で保険適用になっていないため使用できないなど）」は、この「臨床現場の状況・環境」に関わります。

②医療者の技術・経験を含む専門性

ＥＢＭが日本に取り入れられるようになる以前は、治療方針は医師の経験や勘によって決定され、患者はそれに無条件に従うという状況でした（少しオーバーな表現ですが…）。その反省からＥＢＭが広まった経緯があるため、ＥＢＭとは医師個人の臨床経験などの専門性を否定するものである、という誤解が生じてしまいました。しかし、ＥＢＭにおいて「医療者の技術・経験を含む専門性」は重要な1つの要素になっています。つまり、治療方針を決定するためのプロセスにおいて、医療者は、科学的根拠を提示するだけという単なる情報提供者の役割にとどまるのではありません。ましてや、科学的根拠を振りかざしたり押し付けたりすることが医療者の役割ではありません。ＥＢＭにおいて医療者に課せられた責務は、「自身の技術や経験を含む専門性」を踏まえ、科学的根拠を判断材料の1つとして批判的吟味をおこない、「臨床現場の状況・環境」を見極め、後述する「患者の意向・行動（価値観）」にも配慮しながら患者とともに治療方針を決めていく共同作業者、パートナーといったことになります。

③患者の意向・行動（価値観）

突然「あなたの価値観は何ですか？」と聞かれても、戸惑ってしまう人が多いかもしれません。もう少し具体的な表現で質問すると、「今、大切にしていることは何ですか？」「今、一番解決したい問題は何ですか？」「将来の希望や願いは何ですか？」「生きる意味や目標は何ですか？」「好きなものは何ですか？（嫌いなものは何ですか？）」のようになるのだと思います。これだったら、答えることができる人が多くなったのではないでしょうか。例えば、治療方針を決定する際に、「非常に高い効果があるけれども、副作用も強い治療法」と「まずまずの効果があり、副作用は出にくい治療法」があった場合、治療効果を重要視するのか副作用を重要視するのかは、個人個人によって異なることがあるかもしれません。

❷EBMの具体的な手順

実際にEBMを実践する際には、以下の5つのステップに分けて考えていきます。

①ステップ1：疑問の定式化

図5－2 疑問の定式化（ＰＩＣＯ）

①Ｐ（Patients）：誰に

②Ｉ（Intervention）：何をすると

③Ｃ（Comparison）：何と比較して

④Ｏ（Outcome）：どうなるか？

まずは患者が何に困っていて、どのように解決したいのかを整理します。治療の目的や目指すべき方向性が定まっていなければ、問題解決には至りません。具体的には、「ＰＩＣＯ」（図5-2）で整理していきます。

②ステップ2：情報収集

ステップ1で定式化した疑問を解決するための情報を収集します。具体的には、研究論文や診療ガイドラインなどです。

③ステップ3：情報の批判的吟味

集めてきた情報の信頼性を批判的に吟味します。本書で解説してきた、情報を見極めるということにほかなりません。

④ステップ4：情報の患者への適用

集めてきた情報を批判的に吟味し、どのように利用していくのかを患者と一緒に考えます。ステップ2・ステップ3で得られた情報を機械的に患者へ当てはめていけばよいというわけでは決してありません。前述の通り、

「臨床現場の状況・環境」「医療者の技術・経験を含む専門性」「患者の意向・行動（価値観）」も考慮しながら、得られた情報を利用するのか・しないのかを考えていかなければなりません。

⑤ステップ5：ステップ1からステップ4のフィードバック

実際におこなった医療行為によって患者はどうなったのかを客観的に評価し、改善点がなかったか振り返る作業です。ステップ2・ステップ3で得られた情報の代表格であるランダム化比較試験の結果であっても、必ず不確実性がともないます。つまり、ステップ4において情報を患者に適用（医療行為を実施）しても、ステップ1で整理した疑問が解決できていない可能性があるわけです。ですから、もし、疑問が解決できていないのであれば、あらためて疑問を整理し直して、ステップ1からステップ4を繰り返す必要があります。

3 科学的根拠に基づいた医療（EBM）を身近な例で実践してみる

ＥＢＭの考え方は決して医療現場だけのものではなく、身近な出来事にも応用可能です。少し肩の力を抜いて、身近な出来事を例にＥＢＭについて考えてみたいと思います。

図5-3 身近な例でEBMを考えてみよう

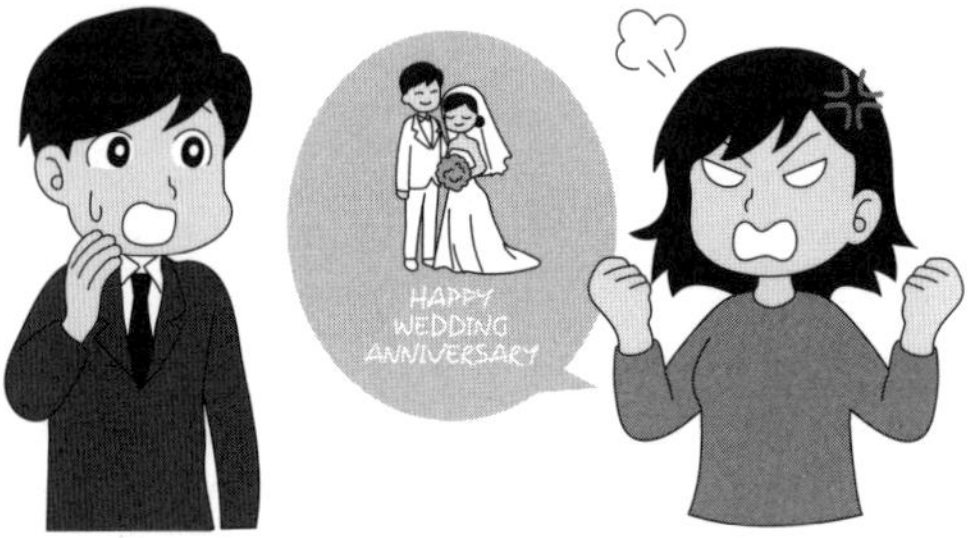

結婚記念日を
忘れた夫

怒り狂う妻

ポイント

・EBMには、「科学的根拠」以外にも考慮すべき3つの要素がある
・「科学的根拠」が示す結果通りに決断・行動することがEBMというわけではない
・EBMで最も重要なのは患者と医療者とのコミュニケーション

❶身近な出来事をEBMの5つのステップで考える

身近な例として、**図5-3**のような場面を想定してみます（注：筆者の事例ではありません）。ピンチに陥った夫になったつもりで、ステップ1「疑問の定式化」をします（**図5-4**）。

図5－4 ステップ1：疑問の定式化

①P（Patients）：怒っている妻に

②I（Intervention）：何をすると

③C（Comparison）：何と比較して

④O（Outcome）：怒りが収まるか

図5－5 ステップ2：情報収集（科学的根拠：エビデンス）

①P：怒っている妻に

②I：ハグすると

③C：花束を渡す場合と比べて

④O：夫が許される割合は2倍だった

出典：米国夫婦関係改善学研究会誌（2015年）

次に、ステップ2の「情報収集」です。すると、**図5-5**のようなランダム化比較試験の結果があるとします（注：架空の研究結果です）。

ステップ3の「情報の批判的吟味」で、「怒っている妻には、花束を渡すよりハグをする方が、許される割合が高い」という研究結果を詳しくみてみます（**図5-6**、次頁）。

確かに「ハグする」方が、「花束を渡す」よりも2倍、許される割合が高いですが、一方で「ハグ」は必ず成功するわけではなく、ときには拒絶されて精神的な痛手を負うだけでなく肉体的な痛手を負うリスクもあるようです。

そして、最も重要なステップ4

図5－6 ステップ3：科学的根拠の批判的吟味

◎ハグして許された夫　：30%
◎花束で許された夫　　：15%

▶ハグして拒絶された夫：30%
［※負傷した夫（5%）を含む］
▶花束を突き返された夫：　5%
［※花束の平均購入金額：＄100＝約1万円］

■米国での研究（日本では？）

図5－7 ステップ4：情報の適用（科学的根拠に基づいた医療：EBM）

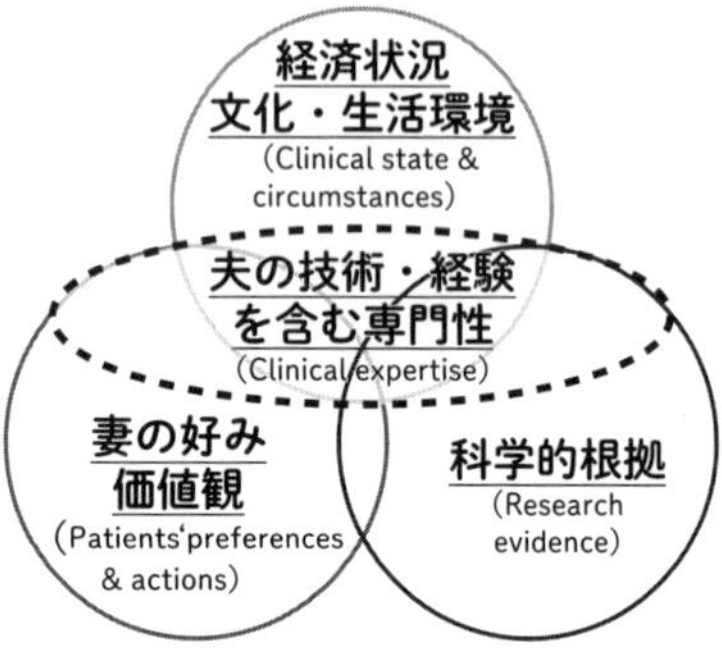

「情報の患者への適用」について、EBMの図に当てはめながら考えてみます（図5-7）。妻に許しを請うにあたってうまく話を切り出し、さりげなくハグや花束を渡せるだけの「技術・経験」が夫にあるのか。また、夫婦の間に花束を渡したり、ハグしたりできるような「状況・環境」が日常的に整っているのか。そして、妻は結婚記念日をどれだけ大切に思っていた（価値観）

のか、ハグや花束に対してどのような考え（好み）をもっているのか。ここで皆さんは、夫の視点で考えてみてください。「怒っている妻には、花束を渡すよりもハグする方が許される割合が2倍である」という最も信頼性の高い科学的根拠（注：架空の結果です）が示す通り、妻の許しを請うために「ハグをする」と判断するでしょうか？　あるいは、妻の視点で「ハグをされたい」と願うことはあるでしょうか？

ここで、ステップ1からステップ4を振り返ってみたいと思います（ステップ5）。

❷EBMで本当に大切なこと

少し極端な例だったかもしれませんが、EBMはランダム化比較試験による科学的根拠を振りかざしたり強要したりするものではないということはご理解いただけたのではないかと思います。ランダム化比較試験の結果は、情報としての信頼性が高いことは事実ですが、EBMを実践するためにその存在が絶対条件というわけではありません。先に挙げた例で言えば、妻の友人や両親からのアドバイスといった「経験談」や「権威者の意見」が重要になるかもしれません。

また、EBMにおいては科学的根拠以外の3つの要素も考慮した上で決断・行動の意思決定をおこなう必要があることもおわかりいただけたでしょうか。つまり、EBMは医師（夫）の裁量、患者（妻）の好みや価値観を無視したマニュアル医療のことではありません。さまざまな要素に気を配りながら、個々の患者にとって最善・最適の方法を探っていく共同作業がＥＢＭです。ＥＢＭを実践するにあたって最も重要なポイントは、ＥＢＭを説明している４つの輪を紹介した論文[1]のタイトルに示されています。

治療方針の意思決定は、科学的根拠（エビデンス）ではなく、患者と医療者によってなされるべきである（Evidence dose not make decision, people do.）

ＥＢＭにおいては、患者と医療者がお互いの価値観や経験を踏まえてよく話し合って治療方針を決めていくことが求められています。ここで具体的な事例として挙げた件においても、夫と妻がよく話し合って仲直りできることを願ってやみません（注：筆者の事例ではありません。また、例として挙げた論文も架空のものです）。

4 降水確率何％で傘をもっていく？　意思決定における「価値観」とは

次に、ＥＢＭにおいて考慮すべき要素のうち、「患者の意向・行動（価値観）」が意思決定において果たす役割について考えてみたいと思います。

ポイント

・科学的根拠に基づいた医療（ＥＢＭ）には、「患者の価値観」が含まれる
・患者の価値観は千差万別。絶対的に正しい唯一のものがあるわけではない
・患者の価値観を考慮した結果、科学的根拠が示す結果とは異なる判断をすることがあり得る

「価値観」の意味を辞書で調べてみると、次のような記載がありました。

・いかなる物事に価値を認めるかという個人個人の評価的判断（『大辞林』）
・物事を評価する際に基準とする、何にどういう価値を認めるかという判断（『大辞泉』）
・個人もしくは集団が世界の中の事象に対して下す価値判断の総体（『広辞苑』）

抽象的な表現で余計わかりにくく感じてしまったかもしれませんが、健康や医療の分野で、別の言葉に置き換えると「死生観」「人生観」「生きる意味・目標」、もう少し身近な言葉では、「好み」「希望」「願い」という意味になるかと思います。では、この「価

値観」が、医療現場の意思決定においてどのように関わってくるのでしょうか。

❶科学的根拠に基づいた医療（EBM）を再考する

科学的根拠に基づいた医療（EBM）とは、科学的根拠があるからといってそれに従わなければならないというものではありません。また、杓子定規な「マニュアル医療」でもありません。科学的根拠以外の要素も考慮するため、ときに科学的根拠が示す結果とは異なる判断をすることもあり得ます。

また、医療には不確実性がともないますので、ランダム化比較試験の結果が示す数字はあくまで「効くか・効かないか」の確率でしかなく、「0（ゼロ）」「100」といった白黒つくものではありません。得られるのは、いわば「灰色（グレー）」の情報で、「より白に近い灰色」なのか、「より黒に近い灰色」なのかを示してくれるに過ぎないということです。

一方、その治療を「するか・しないか」は白黒ついてしまいます。つまり、「グレー（灰色）」の情報から、「白・黒」の決断・行動の意思決定をおこなわなければならないわけです。ここで、重要になるのは、科学的根拠を患者自身がどのようにとらえるのかの判断基準（好み・価値観）です。ただ、いきなり「あなたの価値観は？」と聞かれても戸惑ってしまうことでしょう。何も高尚なことを考える必要はありません。例えば、次のような質問に対して、あなたはどのように答えますか？

・日常生活において、一番心配なことは何ですか？
・近い将来、成し遂げたいことは何ですか？
・治療の選択肢において、効果と副作用のどちらを重要視しますか？
・病気の治療において、一番解決したい問題点は何ですか？
・医療者に対して、どのようなことを期待していますか？

これらの質問について、医療者は一緒に考えることはできますが、「あなたはこうすべき」といった「答え」を出すことはできません。突き放すような言い方かもしれませんが、科学的根拠に基づいた医療（ＥＢＭ）においては、患者自身が答えを出していかなければ、治療方針の意思決定が、患者が望まない形でおこなわれてしまう可能性があります。

❷身近な例で考えてみる

価値観が問われるのは医療などの特殊なケースだけではないかと思っている人がいるかもしれませんが、そのようなことはありません。身近な例で考えると、皆さんは新聞やテレビの天気予報で、降水確率が何％だったら傘をもって出かけますか？　「20％」ですか、「40％」ですか、「60％」それとも「80％」でしょうか。もしかしたら、「100％」でなければ傘をもっていかない、あるいは「100％」でも傘をもっていかないという人もいるかもしれません。人によって、「傘をもっていく」という判断をする数値は異なることでしょう。これは裏を返すと、仮に降水確率が50％だったときに、傘を「もっていく人」と「もっていかない人」がいることを意味しています。つまり、同じ数値が提示されても、「傘をもっていく・もっていかない」という決断・行動の意思決定プロセスは、人によって異なるということです。これは、個人個人の価値観による意思決定にほかなりません。ここで、「価値観」についての補足説明をしておきたいと思います。

①価値観は人それぞれであり「正しい」「間違い」はない

例えば、降水確率が50％で「傘をもっていかない」と判断した人は「正しい」のでしょうか、それとも「間違い」なのでしょうか？　ともすると、人間は、自分のとった行動が正しかったのか、間違っていたのかを意識してしまいます。また、他人が自分とは異なった行動をとった場合、それに対して正誤を決めつけてしまうような傾向もあるようです。ですが、絶対的に正しい唯一の価値観などは存在しません。

もちろん結果として、傘をもっていかなかったために雨に濡れてしまったり、傘をもっていってても雨が降らず荷物になったりすることもあるでしょう。ですから、「何を目的に」「どのような状況で」「どのような判断をしたらよいか」を自分自身に問いかけ、納得のいく意思決定ができていれば、どのような結果になっても後悔は少ないのではないでしょうか。

②価値観は「時」と「場合」によって変化する

降水確率が50％なら普段は「傘をもっていかない」と判断する人でも、「友人の結婚式に参加するために普段は着ない値段の高い服を着ていて、雨に濡れたくない」という場合には、「今日は念のためもっていこう」と判断することがあるかもしれません。

このように、同じ人であっても、決断・行動の意思決定に影響を及ぼす価値観は、時と場合によって変化します。ですから、「私の価値観はこうだ！」と決めつけてしまわずに、少し心に余裕をもって価値観をとらえてもらえたらと思います。また、歳を重ねることで経験や知識などが積み重なり、価値観が変わってくることも十分考えられます。

❸医療における意思決定

ランダム化比較試験によって、効果が「30％」という結果が得られた治療法があったとします。「30％」という数値が、科学的根拠に基づいた医療（ＥＢＭ）における４つの要素のうちの１つである「科学的根拠」です。そして「30％」という数値から、病気が治る可能性が「高い」と思うか「低い」と思うかは、人によって異なります。つまり、同じ情報を提示されても、患者個人個人の価値観によって治療選択の意思決定に違いが出てくる可能性があります。

また、科学的根拠に基づいた医療（ＥＢＭ）の要素には、「臨床現場の状況・環境」があります。これは、医療を受ける「社会的環境（病院までの距離、家族背景・介護力、経済状況など）」が含まれます。入院して治療を受けたいのか、外来通院で治療を受けたいのか、その人の置かれた状況によって異なるでしょう。国民皆保険制度があるとはいえ、医療費も無料ではありません。医療費の金額も何円以上だったら高くて、何円以下だったら安いと感じるかは、人によって異なります。これも患者個人個人の価値観が影響します。

残念ながら「効果が１００％」の治療法は、医学がいくら進歩したとしても現実的には存在しません。医療には不確実性がともないます。ですから、「こうしたらよい」「こうすべき」というような「正解」がどこかにあるわけではありません。つまり、「灰色（グレー）」の情報をもとに、自分自身の価値観に照らし合わせながら、自ら決断・行動の意思決定をしなければならないわけです。情報（科学的根拠＝エビデンス）との向き合い方において、数字に振り回されてしまっては、納得のいく意思決定はおぼつかないでしょう。医学・医療は病気を治す可能性のある治療法を提示することはできますが、その治療をするか・しないかの意思決定は、患者自身が責任をもっておこなわなければなりません。誰かが代わりに意思決定をしてくれるわけではありません。そもそも、自分の人生を他人に委ねてしまってもよいのでしょうか？

もし、病気になって治療法を選択するときには、その治療法の効果や副作用の情報を見極めることはもちろん重要ですが、その情報と向き合う際に、自分は何のために治療をするのか、治療をしてどうなりたいか、といったこともぜひ考えてください。そして、自分自身に問いかけ納得のいく意思決定ができれば、どのような結果になったとしても、後悔が少なくなるのではないかと考えます。

5　選択のパラドックス　選択肢が増えることはよいことか？

本書の第2章から第4章では正確な情報の見極め方を解説しました。さらに、人はさまざまな心理効果や感情の影響で、情報を歪んだ形で認知・処理してしまいやすいことも紹介しました。この歪みは決断・行動の意思決定の場面でも影響を及ぼしています。

ここでは、情報の向き合い方における心理効果や感情の影響について考えてみたいと思います。

ポイント

・人は、決断・行動の意思決定において認知心理的バイアスの影響を受ける
・選択肢が増えることはよいことばかりではない
・人は得するより損することに敏感に反応する

情報の正確さを見極める際、人は誰しも心理効果や感情の影響を受けます。これは、人間が本来もっている特性にも関連しているため、どうしても避けることはできません。このような心理効果や感情の影響は、情報を見極めるときだけでなく、情報と向き合うとき、つまり決断・行動の意思決定においても無視することができないことが最近の研究でわかってきました。このことは、患者にとっては治療方針を決める際などに、なかなか決められなかったり、思い悩んだり、ためらったりしてしまうことにもつながります。そこで、ここでは、決断・行動の意思決定において影響を受ける認知心理的バイアスについて考えます。

❶選択肢が増えることはよいことか？

「選択のパラドックス」という言葉を聞いたことはありますか？　多くの人が、選択

肢が増えることは自由度が増すことを意味し、人はその分幸せになれると思っているかもしれません。ところが、選択肢が増えることが必ずしも幸せにつながるわけではない、と米国の心理学者バリー・シュワルツ氏は説きます（バリー・シュワルツ博士：選択のパラドックスについて https://www.ted.com/talks/barry_schwartz_the_paradox_of_choice/transcript?language=ja）。

選択肢が増えることによる悪影響について、次の2つを指摘しています。

・無力感が生まれる：あまりにも多くの選択肢があると、人は選べなくなってしまい無力感を感じる。

・満足度が下がる：無力感に打ち勝って決断を下したとしても、選択肢が多いと選択肢が少ない場合に比べて自分が選んだ選択肢への満足度が下がる。

さらに、選択肢が増えることで満足度が下がる理由として、次の3つを挙げています。

・選んだ選択肢が完璧でなかった場合、選ばなかった選択肢の方がよかったのではないかという後悔の念が生じる。

・選択肢が多いと、選ばなかった別の選択肢のよいところを想像することで、選んだ選択肢に不満をもつ度合いが高くなる。
・選択肢が多くなると、完璧な選択肢があるはずだと期待値が増大しすぎてしまう。

「選択のパラドックス」を医療現場に当てはめてみます。医学の進歩とともに治療の選択肢は増えてきています。そのため「Aという治療法をするか・しないか」という二者択一ではなく、「A、B、Cという治療法のうち、どれを選ぶか（いずれの治療もおこなわないという選択肢も含む）」という場面に遭遇することが多くなりました。治療の選択肢が増えることで、選べなくなってしまう無力感を感じる人がいるかもしれません。また、無力感に打ち勝って治療法を選択したとしても、その治療法が効いてくれるかどうか100％保証されているわけではありません。もしかしたら、効かない可能性もあります。そうなると、「選ばなかった治療法の方がよかったかもしれない」と、後悔の念が生じてくることは十分あり得ます。また、仮に治療がうまくいったとしても、「もっと完璧な最良の治療法があったかもしれない」と、自分が受けた治療に不満を感じることがあるかもしれません。

人は誰しも、失敗や後悔はしたくないと思うものです。治療法を選択する際、その選択肢が多ければ多いほど、心に迷いが生じたり、ためらったりすることになります。つまり、「選択のパラドックス」が治療方針を決められない原因の1つかもしれません。

❷人は得するより損することに敏感な生き物

次に紹介するのは「プロスペクト理論」です。これは米国の心理学者ダニエル・カーネマン氏とエイモス・トベルスキー氏による行動経済学の理論です。その中に「人は意思決定の際に、得をするより損をしたくない思いの方が強い」というものがあります。例えば、「確実に100万円もらえる」（選択肢A）と、「10％の確率で何ももらえないが、90％の確率で500万円もらえる」（選択肢B）では、多くの人は選択肢Aを選択するというものです。期待値を計算すると、選択肢Aは「100万円×100％＝100万円」、選択肢Bは「500万円×90％＝450万円」となり、選択肢Bの方が高いのにもかかわらずです。また、この理論では「人は損失が出ているときは、リスクを許容する行動に出る傾向がある」とも言われています。「借金で首が回らない人ほど、あやしい儲け話に手を出しやすい」という話は聞いたことがある人もいると思います。

「プロスペクト理論」を医療現場に当てはめてみましょう。「がん」と診断された患者が、治療法（手術、抗がん剤、放射線治療など）を選択する場面を考えてみます。治療をすれば治癒の可能性がある段階、つまり「利益」が目の前にある状況です。多くの患者は、利益を確実に得られる選択肢（＝確実に治る治療法）である選択肢Aを選びたいと思っています。しかし、医師が提示する治療法（＝選択肢B）は、臨床試験で効果が実証されているものの、治療を受けた人全員が治るわけではなく不確実性が存在します。

現実は、選択肢Bのような状況です。そうなると、治療方針を決断する際に、医師と患者との間でそれぞれの希望や認識に食い違いが生じてしまいます。

次に、進行がん患者が治療法を選択する場面を考えてみます。治療の目的は、病気の治癒ではなく延命効果です。つまり、すでに「損失」が目の前にあり、それをどれだけ軽減できるかという状況です。この場合、患者の多くは、何としてでもがんを完全に治したい（＝損失をゼロにしたい）という思いが強く起こる、つまり一発逆転のギャンブル性の高い選択肢を選びやすくなります。しかし、そのような夢のような奇跡の治療法はありません。現実的には、医師は、がんを消し去ることはできないけれども延命効果は保証されている（とはいえ、１００％保証されているわけではありませんが、少なくとも臨床試験で効果が確実に確認されている）抗がん剤などの治療法を提示してくるわけですが、これは残念ながら患者が望んでいない選択肢に該当してしまいます。そうなると、またまた医師と患者との間で食い違いが生じてしまいます。

これら2つの場面いずれにおいても、医師が提示する治療法と患者が希望する治療法にズレが生じています。そのズレを解消するために、「インフォームド・コンセント」などの適切なコミュニケーションが重要になります。コミュニケーションが不十分でズレが残ったままでは、医師の提示する治療法を受けることが、患者にとって不本意な選択をすることになってしまいかねません。これでは、患者にとっては、決断・行動の意思決定に迷いが生じてしまいます。

さらに、その迷いに付け込むかのように、「これでがんが消えた！」「奇跡の生還！」と謳われた健康食品などの情報が身の回りにあふれている状況もあります。そうなると、患者は、治療法を決めるに決められない事態に陥ってしまうかもしれません。

ここで、治療方針を決められないのは「患者が悪い」と言いたいわけではありません。紹介した認知心理的バイアスは、誰しもがとらわれる問題です。これらを踏まえ、医療者側は、どのように対応すればよいのか、次節で考えてみたいと思います。

6 「説明と同意」だけ？　インフォームド・コンセントの意味

医療現場で意思決定（＝情報と向き合う）をする際、医療者と患者のコミュニケーションが重要です。ところが、患者の自己決定権を実現するために医療者からおこなわれる「インフォームド・コンセント」にこそ「落とし穴」があります。

ここでは、医療者と患者とのコミュニケーションをめぐる課題について、医療者の立場から考えます。

ポイント

・インフォームド・コンセントは、患者の理解・納得が大前提
・インフォームド・コンセントは、「医療ミス」の免罪符にならない
・患者の価値観や好みにも配慮した意思決定支援が求められている

❶「インフォームド・コンセント」の本当の意味

近年、「インフォームド・コンセント」（図5-8）という言葉も一般的になりました。「説明と同意」と訳されることが多いですが、この言葉のもつ本当の意味を皆さんはどこまでご存じでしょうか。かつて、日本の医療現場での治療方針の意思決定は、医師が提案してきたものに患者が従うといった形でした。しかし、1990年代後半頃から、患者の自己決定権を実現するプロセスとしてインフォームド・コンセントが医療現場に取り入れられるようになりました。

インフォームド・コンセントとは、「治療法などについて、医師から十分な説明を受け、患者が十分に理解した上で、自らの自由意志に基づいて治療方針について合意すること」と一般的には定義されています。インフォームド・コンセントのためには、医師は患者の理解を助けるように、わかりやすく詳細に説明をする必要があります。医療の基本的

図5－8　インフォームド・コンセント（Informed Consent：説明と同意）

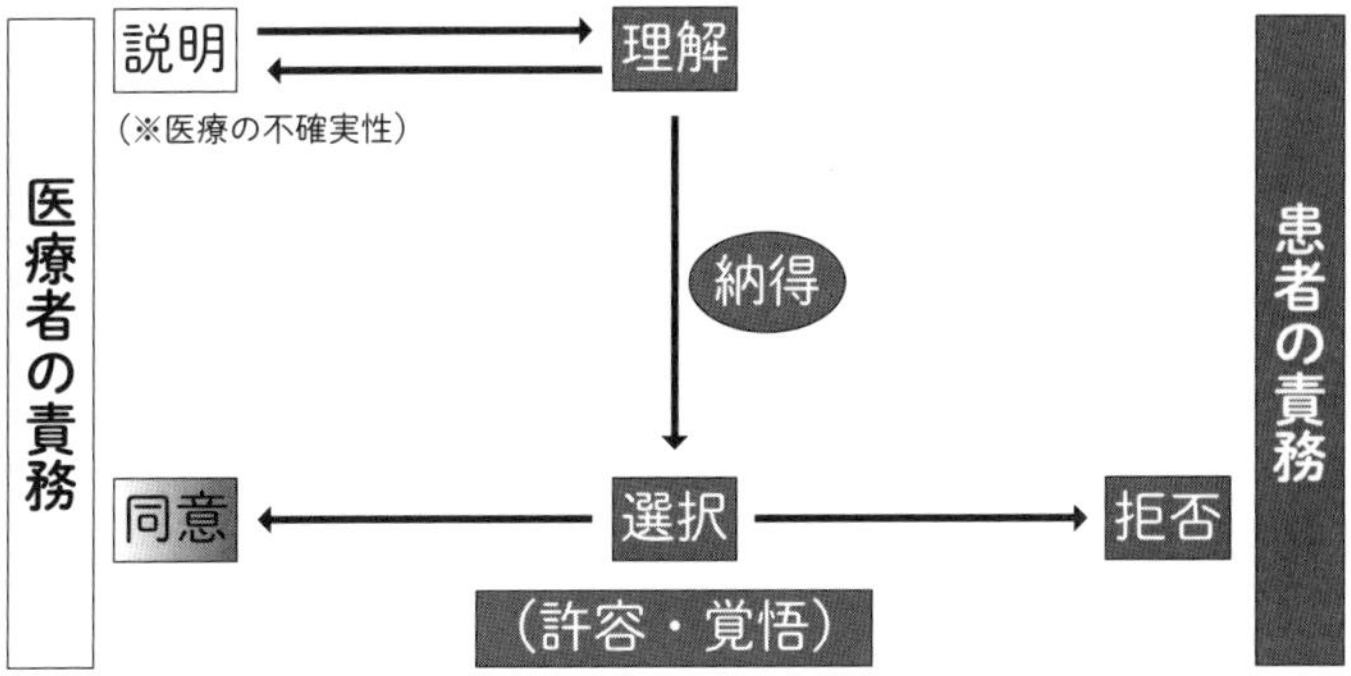

な制度について定める医療法でも、「医師、歯科医師、薬剤師、看護師その他の医療の担い手は、医療を提供するに当たり、適切な説明を行い、医療を受ける者の理解を得るよう努めなければならない。（第一条の四　第２項）」と記載があり、患者への説明は法律で定められています。

通常、医師から患者に病気や治療法などについて説明する際、病気の進行度、治療法の選択肢、その治療のメリット・デメリットなどを、予め準備された資料も用いて、それこそ必要以上に詳しくおこなわれていると思います。しかし、もしかすると一通り説明した後、「では、次回の外来受診日までに治療をするかしないか決めてきてください」と、治療方針の決定を患者に丸投げしている状況があるかもしれません。

医学的知識が限られている患者にランダム化比較試験の結果などの科学的根拠を示し、それを判断材料として決断・行動の意思決定を迫り、さらにその結果に対する責任までも負わせるような状況があるとしたら、患者にとってはかなり大きなストレスを抱えることになっているのは間違いないと思います。このような状況が生まれる背景には、どのような要因があるのでしょうか。

その1つに、「インフォームド・コンセント」という言葉が「説明と同意」と訳されてしまったためか、「説明をして、同意書にサインをもらう」ことがインフォームド・コンセントであるととらえてしまっている医師が多い現状があります。そして、患者の自己決定権を重視するあまり、医師はあくまで中立的立場を保ち、最終的に決断・行動するのは患者自身であるべきだ、という態度を崩さないといった姿勢も見受けられます。

これは、かつての医療現場で見られた、治療方針を医師が一方的に決定する「パターナリズム」の反省によるものだ、と言えば聞こえがよいかもしれませんが、患者からすれば機械的で無機質な印象を受けてしまいます。さらに、決まり事のように同意書へのサインを求めているような場合には、メディアを時折賑わす「医療ミス」訴訟を回避するために、医師が保身に走っていると受け取られかねません。しかし、インフォームド・コンセントは医療ミスの免罪符では決してありません。

❷患者が納得し、後悔しないために確認すべきこと

治療を受けるか・受けないかを判断する際、病気の進行度や治療のメリット・デメリットなどについて、患者が医師の説明を十分に理解していることは大前提です。しかし、患者自身が納得して後悔のない選択をするためには、それ以外にも考慮すべき要素があります。

インフォームド・コンセントの場面において、医師の説明は「科学的根拠に基づいた医療（EBM）」の要素の1つに過ぎない「研究によって得られた科学的根拠＝エビデンス」の説明ばかりに終始してしまい、他の要素は軽視されている傾向にあります。EBMは、科学的根拠に従わなければならないというものではなく、杓子定規なマニュアル医療でもないことは繰り返し述べてきました。さらには、科学的根拠以外の要素も考慮するため、ときに科学的根拠が示す結果とは異なる判断をすることもあり得ることも説明しました。

つまり、治療方針の意思決定の場面におけるインフォームド・コンセントでは、「患者の意向・行動（価値観）」にも十分に配慮してコミュニケーションをとる必要があるのです。さらに、「臨床現場の状況・環境」に該当する、合併症の有無、家族背景（介護力）、経済状況（収入、保険など）、病院へのアクセス、入院の有無などについても情報収集したり、患者の考えや好みを確認したりする必要があります。

この点について、最近では医療現場でも問題として意識されつつあり、「患者の意思決定支援」という形でさまざまな取り組みや研究がおこなわれています。例えば、乳がんと診断された患者が体験談や医学的な情報をもとに複数の選択肢の中から自分に合った方法を決めるのを手助けする取り組みもあります（乳がん手術方法の意思決定ガイド「自分らしく〝決める〟ガイド（乳がん手術方法編）」［最終更新日：２０１７年７月12日］http://www.healthliteracy.jp/kanja/nyugan.html）。今後、このようなツールが開発されていくことを願ってやみません。また、ＥＢＭを実践することを自負している医療者の皆さんにおいては、ぜひ、患者の価値観や好みにも配慮したコミュニケーションを心がけながら、インフォームド・コンセントをおこなっていただけたらと思います。

7 「正しい情報」と「正確な情報」、その違いは？

本書では、ランダム化比較試験の結果のことを「正確な情報」と表現しています。一方、「正しい情報」という言葉もあります。一見、同じように見えますが、あえて区別して使っています。その理由について、筆者個人の考えですが紹介したいと思います。

ポイント

・「正しい」という言葉には、「こうあるべき」「こうするべき」といった意味がともなう
・科学的根拠（エビデンス）には、正確さにおいて高いものと低いものがある
・万人にとって「正確な情報」は存在するが、「正しい情報」は存在しない

最近、情報の見極め方をテーマとした講演を依頼されることが多くあります。主催者と講演のタイトルを決める際、筆者からは「正しい情報」という言葉をできる限り避けてもらうように希望しています。その理由を説明する前に、まずは「正しい」という言葉の意味を辞書で調べてみたいと思います。

【正しい】

物事のあるべき姿を考え、それに合致しているさまをいう。

①道徳・倫理・法律などにかなっている。よこしまでない。
②真理・事実に合致している。誤りがない。
③標準・規準・規範・儀礼などに合致している。

④筋道が通っている。筋がはっきりたどれる。
⑤最も目的にかなったやり方である。一番効果のある方法である。
⑥ゆがんだり乱れたりしていない。恰好がきちんと整っている。

（『大辞林』）

辞書の説明にもあるように、「正しい」という言葉には「こうあるべき」「こうするべき」といった強制力をともなっている印象があります。そのため、「正しい」の反対語は、「よこしまな」「誤った」「間違い」「歪んだ」といったネガティブなイメージがつきまとってしまいます。では、「正しい」という言葉の意味を踏まえた上で、健康・医療情報の信頼性についてあらためて考えてみましょう。

❶健康・医療情報の信頼性を担保するものは？

健康・医療情報を見極める際、その情報の裏付けとなる科学的根拠（エビデンス）が、どのような方法で導き出されたものかに注目することが重要です。そして、科学的根拠は、研究デザイン（方法）によって情報としての「正確さ」が異なります。経験談や権威者の意見は、偏りや偶然の入り込む可能性が否定できないため、情報としての正確さを低くとらえる必要があります。ランダム化比較試験の結果は、正確な情報、つまり再現性が高く信頼性が担保された情報であることは間違いありませんが、「医療の不確実性」が必ずともないます。

❷「正確な情報」の医療における位置付け

次に、「正確な情報」が医療の現場において果たす役割および位置付けについて考えます。

本章で繰り返し取り上げている科学的根拠に基づいた医療（ＥＢＭ）において、科学的根拠は重要な要素ではあるものの、治療方針の意思決定において従わなければならない絶対的な存在というわけではありません。ＥＢＭにおいては、科学的根拠以外の要素も考慮するため、ときに科学的根拠が示す結果とは異なる判断をすることがあり得ます。また、同じ数値が提示されても、人によって正反対の決断・行動の意思決定がなされる場合があることは、降水確率を例に解説しました。

特に、患者の価値観は意思決定において非常に重要な役割を担っています。ただ、誤解しないでいただきたいのですが、何が何でも患者の希望通りに治療することがＥＢＭと言いたいわけではありません。意思決定においては、患者に正確な情報が提示され、患者自身がその情報を十分に理解していることが大前提です。

なお、患者に適切な情報提供がなされなかったり、患者が情報を誤解して受け取っていたりしたままでの意思決定は、いくら患者の価値観を尊重したとしてもＥＢＭとは呼べません。

❸「正しい情報」「正しい判断（意思決定）」は存在するのか？

ここで、「正しい情報」と「正確な情報」との違いについて考えてみます。冒頭で、「正しい」という言葉には「こうあるべき」「こうするべき」という強制力がともなっている印象があると説明しました。EBMにおける科学的根拠は、患者に押し付けるものではなく、あくまで価値中立的な判断材料としての情報という位置付けです。つまり、ランダム化比較試験の結果などの科学的根拠が示す数値は、「治療するべき」「治療をしないべき」といった意味はともなっていません。これらを踏まえて、医療現場において「正しい情報」という呼び方はなじまないと筆者自身は考えています。

これは、決断・行動の意思決定においても同様で、どこかに唯一の「正しい判断」というものは存在しません。ある患者にとっては正しいと思える判断であっても、別の患者にとっては正しいとは思えない判断になるかもしれないからです。

出典を失念してしまったのですが、科学万能主義に対して次のような戒めがあります。「科学は農薬を生み出すが、それを使えとも使うなとも言ってくれない」これは、医学医療においても同様だと思います。「医学は薬を生み出すが、それを使えとも使うなとも言ってくれない」

では、「薬を使う・使わない」といった決断・行動の意思決定は、どのようにしておこなったらよいのでしょうか。ＥＢＭにおいては、患者と医療者がお互いの価値観や経験を踏まえて、よく話し合って治療方針を決めていくことが求められています。そして、患者が納得のいく決断・行動の意思決定ができたのであれば、「正しい」「間違い」と断定すべきものではないのだと思います。

このような理由から、本書では「正しい」という言葉をできるだけ使わないようにしています。

8 意思決定の場面に足りないもの、それは「大丈夫！」と「覚悟」

医療現場で治療方針を決めるなどの意思決定の際、医療者は患者に病状や治療法などをわかりやすく、患者が理解できるまで説明しなければなりません。一方、患者は医療者から提示された正確な情報をもとに、自身が納得のいく判断をする必要があります。そうした意思決定を支援する取り組みも始まりつつありますが、まだ十分とは言えない現状があります。ここでは、意思決定の場面に足りないことは何かを考えてみたいと思います。

ポイント

・医療の不確実性は、意思決定において迷いを生じさせる原因となる
・患者の意思決定を医療者が後押しするために「大丈夫」という言葉が必要
・患者には医療の不確実性を受け入れる覚悟が必要

健康・医療情報をどう見極めるか、つまり「正確な情報とは何か」ということが、治療方針の決定といった意思決定の場面では重要です。そうした観点では、ランダム化比較試験の結果が「正確な情報」になります。正確な情報には、医療の不確実性が必ずともないます。一方、治療を「する・しない」という決断・行動は、白黒がはっきりとしています。つまり、「灰色（グレー）」の情報（ただし、正確な情報）から、「白黒」の決断・行動の意思決定をおこなわなければなりません（**図5-9**）。

そして、意思決定においては、医療者と患者がお互いの価値観や経験を踏まえて、よく話し合って治療方針を決めていくことが求められており、最近では医療現場における意思決定を支援する取り組みも始まっています。それでも、治療方針の意思決定の際になかなか決められない人や、決めた後に迷いが生じる人が、現状ではまだまだ多いということを医療者や患者自身から聞くことがあります。場合によっては、医師が提示する

図5−9　情報から意思決定へ

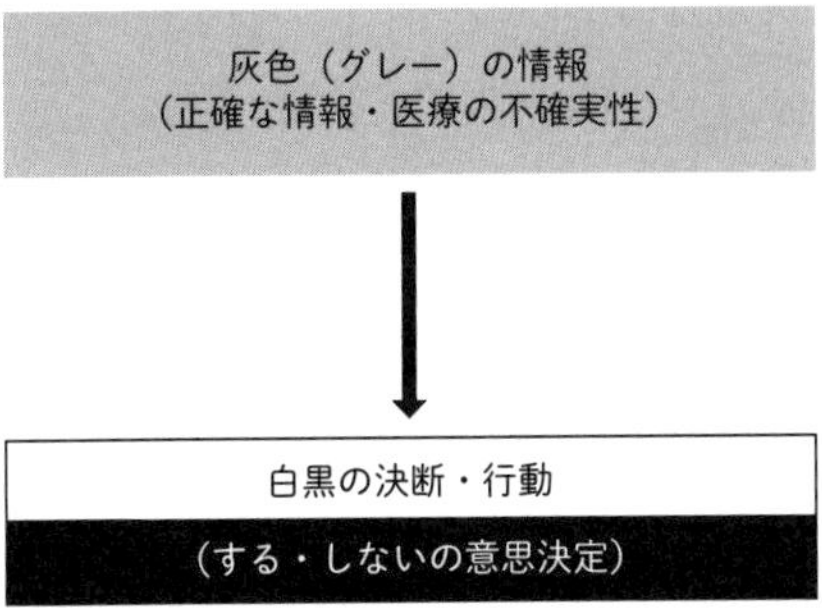

治療方針を受け入れることができず、健康食品などの補完代替医療に傾倒してしまう患者もいます。もちろん、意思決定を支援する取り組みがまだ十分に浸透していないことが原因かもしれません。とはいえ、個人的には、それ以外にも原因があるのではないかと考えます。

ここからまったくの個人的な意見ですが、医療現場での意思決定の場面において、医療者側・患者側ともに欠けている言葉や足りない視点について述べたいと思います。

❶医師が言いたくても言えない言葉

結論めいた話になりますが、今、医療現場に求められているのは、医師の「大丈夫！」という一言ではないかと考えます。もちろん、無責任に「ダイジョウブ、ダイジョウブ」と言えばよいというわけではありません。また、「この治療が効かなかったとしても、次の選択肢があるから大丈夫」「もし副作用が出ても、きちんと対処するから大丈夫」といった「条件付きの大丈夫」でもありません。

ここでの「大丈夫！」は、患者に無条件に安心感を与える、あるいは受ける治療を心から納得してもらうための「大丈夫！」です。つまり、結果がどうなろうと、他人がどう言おうと、悩んだ末にあなたが選んだのなら、その選択は間違っていませんよ、と後押ししてあげるのです。しかし、医師の多くは、治療方針を決定する際に、患者に対して通常「大丈夫」などと言いません。なぜでしょうか？

医師は、患者に治療方針の説明をする際に、科学的根拠に基づいた情報を提供します。科学的根拠は、重要な情報であることは間違いありませんが、あくまで統計学的な数字でしかなく、「効く・効かない」といった白黒はっきりつけられるものではありません。科学的根拠は、どの治療法の効果が高いのかという推定値を示してくれる判断材料に過ぎません。また、目の前にいる患者が、臨床試験の結果（統計）に示された多数の患者と同じ経過をたどるのかは誰にもわかりません。つまり、医療には必ず不確実性がともなうため、「あなたは１００％治る」「絶対に大丈夫」などとは安易に言えない事情があります。

ですが、命に関わるような選択をしなければならないとき、医療の不確実性は、患者にとって迷いや悩みの原因以外の何物でもありません。ですから、治療方針の意思決定における患者の精神的負担は相当なものだと思います。そんなときに、医師から「この治療方針で大丈夫」と少し後押ししてもらったらどうでしょうか。もしかしたら、迷いが解消するかもしれません。

もちろん、「大丈夫！」という言葉は、医師と患者との間に相互の信頼関係があることが前提です。医療者は、意思決定において単に情報を提供する中立的な立場にとどまるのではなく、一緒に治療方針を決める当事者・パートナーであることを意識してもらえたらと思います。その上で、「大丈夫！」の一言が、患者の意思決定における精神的負担を軽くできる有効な方法ではないかと個人的に考えます。

❷患者側に求められる覚悟

良くも悪くも治療の結果責任を身をもって負うのは患者ですから、最終的な決定は患者自身がおこなわなければなりません。誤解しないでいただきたいのですが、患者の自己責任論を振りかざそうとしているわけではありません。医学が進歩した現在においても、「効果が100％で副作用が0％」といった夢のような治療法は、残念ながらありません。医療においては、常に不確実性がともなうことを知っておく必要があります。もちろん、人間の心はそんなに強いものではありません。「医療の不確実性を許容し、覚悟を決めろ」と言われても、「はい、わかりました」と簡単にはいきません。

そこで、「セカンドオピニオン」を活用することがあるかもしれません。セカンドオピニオンとは、患者が納得のいく治療法を選択することができるように、治療の進行状況、次の段階の治療選択などについて、現在診療を受けている主治医とは別に、違う医療機関の医師に「第2の意見」を求めることです。セカンドオピニオンを受けることで、主治医の意見を別の角度からも検討することができ、もし同じ診断や治療方針が説明された場合でも、病気に対する理解が深まることもあります。また、別の治療法が提案された場合には、選択の幅が広がることでより納得して治療に臨むことができます。

主治医の説明（ファーストオピニオン）を聞き、さらに違う病院の医師からも説明（セカンドオピニオン）を聞くことで、患者自身あるいは家族も納得して治療選択をおこなう。そのために「セカンドオピニオン」が活用されることに、筆者自身、異論を挟むつもりはありません。

しかしながら、ときに「効果が100％」の治療法を探し求めてセカンドオピニオンを受けようとしているケースが散見されます。病気の進行度によっては、治癒が困難な場合があります。自分が置かれた状況を無視して、ないものねだりのように治癒を目指すような治療法を探し続けても、納得する情報にたどり着くことはいつまでもできません。「セカンドオピニオン」「サードオピニオン」と、ドクターショッピングを繰り返すことになってしまいます。場合によっては、科学的根拠のないあやしげな治療法にだまされてしまうかもしれません。医療者側に足りない言葉として「大丈夫」を挙げましたが、世の中には患者の不安に付け込むようなあやしい「大丈夫」が氾濫していますので気をつけなければなりません。

ですので、やはり、どこかの時点で医療の不確実性を受け入れる覚悟が患者には求められます。前述した通り、決断・行動の意思決定をすることは、唯一の正解を選ぶということではありません。また、どのような判断をしたとしても「正しい・間違い」ということでもありません。患者やその家族にとっては厳しい意見になってしまうかもしれませんが、決断・行動の意思決定において重要なのは、選んだ結果を受け入れる覚悟なのだと思います。

9 情報は諸刃の剣　扱いを間違えれば人を傷つけることも

ここまで、患者・家族など当事者の視点で、健康や医療に関する情報の「見極め方」と「向き合い方」を考えてきました。さいごに、当事者ではない第三者の立場の人に、医師として筆者が感じていること、伝えたいことを紹介したいと思います。

ポイント

・不正確な情報に基づく治療法をすすめることは、善意でもときに暴力的な行為であること
・第三者が「こうすればよかった」と言うことが、患者や家族の役に立つことはほとんどない
・病気の公表を称賛する「空気」は、「病気は公表しなければならない」という同調圧力につながる可能性がある

最近、著名人が、がんと診断されたことを公表することが多くなりました。その度にメディアが連日報道し、SNSでも大騒ぎになります。患者となった本人やその家族からすれば、第三者の立場の人にできることは、病気の回復を願い、温かく見守ることがすべてです。ですが、善意のつもりで健康食品などの補完代替医療を紹介したり、評論家のように「こうすれば病気にならずに済んだ」などとコメントしたりしている様子がSNSなどで散見されます。個人的には、このような行為はするべきではないと、筆者は考えています。

「なぜダメなのか?」と思われた方もいるかもしれません。筆者の考えが絶対正しい

と言うつもりはありませんが、ちょっと立ち止まって一緒に考えてみてもらいたいと思います。

❶善意の押し売りは暴力になることも

病気の人をなんとかしてあげたいと思う気持ちは、誰にでもあると思います。身近な人が病気になったとき、善意のつもりで、患者やその家族に「この病院の評判がよい」「○○先生は手術の名医」などと情報提供したことはありませんか。さらには、「がんにはこの健康食品が効く」などとすすめたことがある人もいるかもしれません。その行為は、本当に善意からくるものでしょうか？

ここで、せっかくおすすめした情報なのに拒否された場合のことを想像してみてください。もし、少しでもイラッとするかもしれないのなら、それは、そもそも善意ではなく、「病気で苦しんでいる人に、手を差し伸べてあげた」という自己満足をしたいのかもしれません。

筆者自身、日常の診療で、患者から「周囲の人からさまざまな補完代替医療をすすめられて困っている」と打ち明けられたことがあります。患者は一体何に困るのでしょうか。

〝善意〟からのアドバイスに対して、「これまでの人間関係を崩したくない」という思いから、患者は「我慢して受け入れなければならない状況」に追い込まれているというのです。このようなケースを聞いているうちに、一般市民向けの講演会などでは、「あなたの善意は押し売りになっていないか?」「善意の押し売りは患者を追い込み、ときに暴力的なものになり得る」ということをメッセージとして伝えています。

繰り返しになりますが、病気の人がいれば、なんとかしてあげたいと思う気持ちは、誰にでもあります。この気持ちそのものは、否定されるものではありません。ですが、すぐ行動に移してしまう前に、ちょっと立ち止まって、患者が本当に求めていることは何なのかを考えてもらえたらと思います。患者は、とっておきの情報や特別な健康食品などではなく、これまで通り接してくれたり、ときに悩みを聞いてくれたり、そばにいてくれたりすることを望んでいるかもしれません。

❷「たら・れば」は、患者や家族を傷つける

以前、がんで亡くなった芸能人が補完代替医療を利用していたことがわかったときに、SNSやブログなどで、それを非難する声がたくさん発信されていました。また、「手術をしていたら」「補完代替医療に手を出さなければ」と、修正できない過去を批判的に指摘する記事もありました。

しかし、正確な病状など病気に関する情報は、主治医と患者本人しかわかりません。

そもそも、第三者が知るべきことではありません。また、著名人であればあるほど社会的地位や役割などがあり、そのことが治療選択に大きく影響してくることがあります。主治医と患者・家族がよく話し合って決断した意思決定は、最大限尊重されるべきもので、他人が非難・批評するべきことではないと考えます。「手術をしていれば違う結果になった」と声高に叫ぶ人もいますが、「仮に手術をしたとしても同じ結果になった」かもしれないのです。医療行為には必ず不確実性がともないます。科学的根拠がある標準治療をおこなっても、全員が治るわけではありません。もちろん、科学的根拠がある標準治療は、どれくらいの効果が見込めるかが、ある程度数字で想定できます。一方で、科学的根拠がない補完代替医療は、そもそも効くか効かないかすらわかりません。

ここで、「補完代替医療に手を出していなかったら」「補完代替医療に惑わされなければ」という意見や主張について、筆者の個人的な考えを述べさせてください。そのような発言をする人は、「あやしい補完代替医療に患者が惑わされないように」との親切心からアドバイスをしているつもりなのかもしれません。もしかすると、正義感に駆られて補完代替医療の危険性を声高に主張しているのかもしれません。ですが、補完代替医療を糾弾しても、おそらく世の中からなくなることはありません。それどころか、補完代替医療を否定する声が大きくなればなるほど、患者は医療者に黙って利用し、多くの問題が闇に隠れてしまうことにもつながりかねません。

では、なぜ、多くの患者が補完代替医療に関心をもつのでしょうか。もしかすると、患者は病院が提供している医療だけでは不安を払拭できず、自分でも何かできないかと気が気ではない状況にあるのかもしれません。そうなると、患者が補完代替医療に関心をもつのは、医療側に問題がある可能性すら考えられます。そして、不安を抱えたままの状況で重大な意思決定をしなければならないとき、人はしばしば不合理な判断をしてしまうことがあります。また、一旦は納得して決めたことでも、時間が経つと後悔してしまうことは誰しもあるでしょう。そのよう状況で、第三者が、いわゆる「たら・れば」の発言をすることは、患者や家族の心の傷口に塩を塗る行為になってしまっているかもしれません。

❸カミングアウトへの称賛は「同調圧力」になっていないか?

著名人が病気を公表してニュースなどで報道されているのを見たという最も古い記憶は、筆者の場合、アナウンサーの逸見政孝氏（故人）の記者会見でした。その後、芸能人、スポーツ選手など多くの著名人が、がんや難病の診断をされたことを公表しています。

本人が納得の上で公表することを、筆者自身、否定するつもりはありません。ですが、公表したことに対して、多くの人が称賛していることに、違和感がありました。なぜ違

図5-10 過度な賞賛による同調圧力

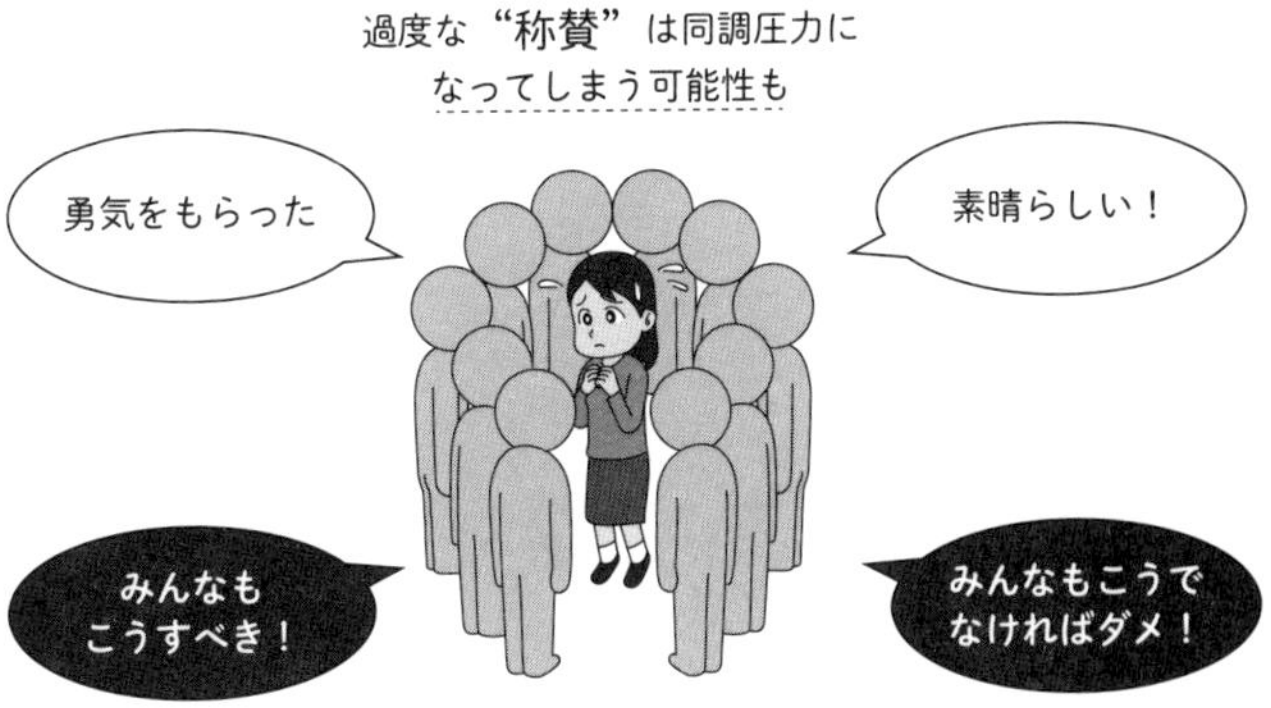
過度な“称賛”は同調圧力に
なってしまう可能性も
勇気をもらった
素晴らしい！
みんなも
こうすべき！
みんなもこうで
なければダメ！

和感があるのか、今でも頭が整理できていないわけではなく、モヤモヤしている状況です。

ですが、最近、病気の公表に対する称賛の声は、もしかすると病気を公表したくないと思っている人への「同調圧力」になっているのではないかとの考えが、違和感の原因の1つになっているのではないかと思い始めました（図5-10）。

きっかけは、患者同士の「あなたは、カミングアウトしてる？」「私は、まだしていない」といった会話を聞いたことでした。何をカミングアウトしているのかと気になり尋ねてみたところ、「がんにかかったことを、近所の人や友人に知らせているか」とのことでした。そして、少なからず、「カミングアウトできていない」「カミングアウトしたくない」と思っている人がいるという事実と、その裏には「カミングアウトしなければならない」というプレッシャーを感じている患者が多くいるということに気づかされました。

著名人が病気を公表（カミングアウト）することを否定したいわけではありません。ですが、それを称賛する多くの声は、もしかすると、病気になったら公表しなければならないという「同調圧力」になっている可能性があることを知ってもらえたらと思います。

さいごにもう一度、病気を公表した著名人や現在闘病中の多くの方々の回復を願って筆を置きたいと思います。

［引用・参考文献］

（1）Haynes RB, et al. Physicians’ and patients’ choices in evidence based practice. BMJ. 324: 1350, 2002.

おわりに　健康・医療情報を取り巻く環境において求められること

本書の締めくくりとして、正確な情報とはどのようなものかおさらいするとともに、その正確な情報を物差しにして納得のいく意思決定をするために必要なことを振り返ってみます。そして今後、情報を受け取る側のみならず情報を発信する側にも求められることについて考えてみたいと思います。

❶正確な情報の見極め方

情報の正確さは、その情報がどのような方法で導き出されたかによって異なります。健康・医療情報の基本的な考え方として、ある治療法が「効く」と言うためには、ランダム化比較試験で有効性が証明されている必要があります。一方で、経験談や権威者の意見、細胞や動物の実験結果などに基づいたものである場合は、意思決定の際の判断材料としては「話半分」に認識しておくぐらいの姿勢でかまわないともお伝えしました。

ただし、ランダム化比較試験の結果は、正確な情報、つまり再現性が高く信頼性が担保された情報であることに異論はありませんが、その治療法が「100％効く」ということを意味しているわけではありません。ランダム化比較試験で効果が証明された治療法をおこなっても、治る人もいれば治らない人もいるという医療の不確実性が必ずともないます。そのことを念頭に置きながら、意思決定の場面を考えてみます。

❷意思決定で重要なのは「価値観・好み」

そもそも情報とは、物事を判断するための物差しの1つに過ぎません。また、健康・医療情報は不確実性をともないますから、「こうしなければならない」「これをしてはいけない」という正誤・善悪といった考え方はなじみません。

そして、健康・医療情報において、最も正確な情報であるランダム化比較試験の結果であっても不確実性をともなう一方で、その治療を「する・しない」という決断・行動は、白黒がはっきりとしています。つまり、「灰色（グレー、ただし正確）」の情報から、「白黒」の決断・行動の意思決定をおこなわなければなりません。

そして、「灰色（グレー、ただし正確）」の情報を「白黒」の決断・行動の意思決定につなぐ上で重要になるのが、その人個人がもつ価値観や好みです。ですから、同じ情報を受け取っても、価値観や好みによって決断や行動が人によって異なる可能性が出てきます。しかし、ここで気をつけていただきたいのは、自分と他人が異なる意思決定をした場合、人は「どちらが正しい」「どちらが間違っている」といった正誤あるいは善悪でとらえがちになってしまう点です。異なる意思決定は、個人個人の価値観や好みの違いに過ぎません。決断・行動の意思決定において、万人に共通の「正しい」「間違い」があるわけではないのです。決断・行動の意思決定において大切なのは、正確な情報をもとに、十分な理解の上で、個人個人が納得のいく形でおこなわれることです。

❸世の中は「不信感」「不安感」であふれている？

本書では、医療現場での治療方針を決める場面を例に、意思決定の際に患者への過剰な負担に関する問題や、医師のコミュニケーションに関する課題について取り上げました。その中で繰り返し触れてきたのが、医師と患者との信頼関係の重要性でした。

確固たる信頼関係が築かれている状況で、医師が患者に対して「大丈夫！」と安心感を提供できれば、意思決定における患者の精神的負担は軽減する可能性について紹介してきました。信頼関係の重要性を強調しなければならないということは、今の医療現場では信頼関係が失われてしまっていることの裏返しなのかもしれません。信頼関係が失われている背景に、患者の医療に対する不信感があるかもしれません。過剰とも思われるメディアによる医療事故報道、ベストセラーになる医療否定本、不正確な情報ばかりを発信する医療情報サイト。このような状況では、多くの人が医療に対して不安や不信感を抱いてしまっていることは十分に考えられます。そして、医療不信に陥っている患者が多くなれば、医師は萎縮してしまい、保身に走ってしまう可能性があります。そうなると、医師は、インフォームド・コンセントの名のもと、淡々と医学的情報のみを説明し、必要以上のことは話さないということになりかねません。その結果、患者は、あくまで中立的な立場を崩さず情報提供者に徹する医師に対して、何か冷たいと感じてしまい、さらに不安や不信感を募らせてしまう可能性があります。

このような負のスパイラルに陥ってしまうと、意思決定における患者の精神的負担は解消されないばかりか、場合によっては治療拒否などの行動につながりかねません。世の中を見渡すと、医療否定本とともに「これだけやればがんが治る！」「これでがんが消えた！」などといった書籍が、まるでセット販売されているかのように出版されています。これは、インターネットの情報やテレビなどのマスメディアの報道も同様です。まさに、不安をあおり、安心を押し売りしてくるマッチポンプが疑われるような状況です。

筆者自身、補完代替医療を利用する患者を非難したいわけではありません。以前、健康食品を利用している患者から、こんな話を伺ったことがあります。「もともと健康食品に効果があるとは思っていない。どちらかと言えばあやしい、インチキ臭いぐらいに考えている。それでも、健康食品を利用しているのは、『これを飲んでいれば大丈夫』といった自分自身を納得させるための安心感を買っているようなものなんです」

この話を聞いて、今の医療現場では患者に十分な安心感を提供できていないことを厳しく指摘されたと、筆者は感じました。もしかすると、患者が補完代替医療を利用するのは、冷徹な医療現場がきっかけになるのではないかとも考えさせられました。

❹今後求められるのは相互の信頼関係

新聞・テレビ・ラジオ、書籍や雑誌、インターネットのウェブサイト、皆さんの身の回りでは、本当にさまざまな形で健康・医療情報が発信されています。

ここで少し苦言を呈することになりますが、情報を発信する側の人たちは、「健康・医療情報は人の命にも関わる可能性がある」ことをぜひ肝に銘じてほしいと思います。不正確な情報を発信すると、そのメディア自体への不信感にもつながる可能性があります。とはいえ、情報を発信する側が一方的に努力するだけでなく、情報を受け取る側も、情報を読み解き活用する力（情報リテラシー）を身につける必要があります。情報発信側と受信側がお互いに努力し信頼関係が築かれることで、健康・医療情報は本当の意味で役に立つものになるのだと思います。

また、医療現場においても、医師と患者の間に信頼関係があれば、医師は保身に走ることもなくなるでしょう。また、患者も必要以上に医師に責任や義務を課すことがなくなるのではないでしょうか。そして、メディアが、信頼関係を破壊するような記事ではなく、信頼関係を育むような記事を報道してくれれば、後押しになってくれることは間違いありません。患者が納得のいく医療を安心して受けるために、医師と患者との相互理解に基づく確固たる信頼関係が、医療現場に築かれていくことを願ってやみません。

＊　＊　＊　＊　＊　＊　＊　＊　＊

本書は、朝日新聞apital（アピタル）にて「健康・医療情報の見極め方・向き合い方」をテーマに２０１７年6月から２０１８年2月まで連載した原稿に一部加筆・修正したものです。文章を書くことが苦手な私が一般向けに書籍を出す機会をいただけたことは、多くの方々のご支援ご協力があったからにほかなりません。連載にあたって伴走者として支えてくれた朝日新聞アピタル編集部の北林晃治氏、水野梓氏、野瀬輝彦氏、書籍化のために奔走してくださった大修館書店編集第三部の笠倉典和氏には、この場を借りて改めて御礼申し上げます。また、怠け者の私を叱咤激励しつつ、入稿前の原稿に目を通し的確なコメントをくれた医師である妻にも心から感謝したいと思います。

さいごに、ここまで読んでくださった皆さんにとって、本書が日常生活における健康・医療に関する情報の取捨選択、あるいは意思決定の場面での一助になれば幸いです。

２０２０年7月

大野　智

〈著者紹介〉

大野智（おおの・さとし）

島根大学医学部附属病院臨床研究センター　センター長・教授。医師・医学博士。
1971年静岡県浜松市生まれ。1998年に島根医科大学（現・島根大学医学部）卒業、同大学第二外科（消化器外科）に入局、2002年に同大学大学院修了（医学博士）。その後、金沢大学、帝京大学、大阪大学などを経て2018年から現職。
補完代替医療や健康食品に詳しく、厚生労働省「『統合医療』情報発信サイト」の作成に取り組むほか、日本緩和医療学会ガイドライン統括委員（補完代替療法分野担当）も務める。朝日新聞アピタルでの連載や、NHKあさイチ、クローズアップ現代＋などにも出演。

健康《けんこう》・医療情報《いりょうじょうほう》の見極《みきわ》め方《かた》・向《む》き合《あ》い方《かた》
―― 健康《けんこう》・医療《いりょう》に関《かか》わる賢《かしこ》い選択《せんたく》のために知《し》っておきたいコツ教《おし》えます

NDC598/xiii, 192p/19cm

初版第1刷 ― 2020年8月20日

著者 ―― 大野智《おおのさとし》
発行者 ―― 鈴木一行
発行所 ―― 株式会社 大修館書店
〒113-8541 東京都文京区湯島2-1-1
電話03-3868-2651（販売部）　03-3868-2297（編集部）
振替00190-7-40504
［出版情報］https://www.taishukan.co.jp

装丁者 ―― 小口翔平＋岩永香穂（tobufune）
組版 ―― 明昌堂
印刷所 ―― 横山印刷
製本所 ―― ブロケード

ISBN978-4-469-26898-0　Printed in Japan